Nursing Profession Series

ナーシング・プロフェッション・シリーズ

認知症看護

認知症の人の「困りごと」に寄り添い，尊厳あるケアを目指して

石川容子　上野優美　梅原里実　四垂美保　島橋 誠 編著

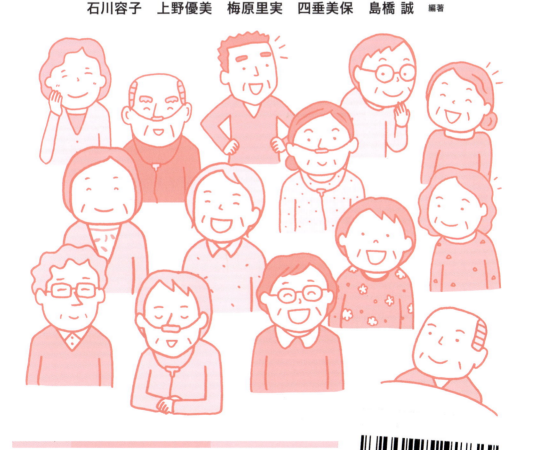

医歯薬出版株式会社

［編集］	石川容子	和光病院　認知症看護認定看護師
	上野優美	横浜市立みなと赤十字病院　認知症看護認定看護師
	梅原里実	高崎健康福祉大学看護実践開発センター　認知症看護認定看護師
	四垂美保	青梅慶友病院　認知症看護認定看護師
	島橋　誠	日本看護協会看護研修学校　認知症看護認定看護師
［執筆］	赤井信太郎	長浜赤十字病院　認知症看護認定看護師
	石川容子	編集に同じ
	上野優美	編集に同じ
	梅原里実	編集に同じ
	小川朝生	国立がん研究センター　東病院　精神腫瘍科長
		同　先端医療開発センター　精神腫瘍学開発分野長
	岡田直美	和光病院　認知症看護認定看護師
	加藤滋代	藤田医科大学病院　認知症看護認定看護師
	清川邦子	東北労災病院　認知症看護認定看護師
	小原良之	湘南医療大学　認知症看護認定看護師
	四垂美保	編集に同じ
	島橋　誠	編集に同じ
	白取絹恵	東京都健康長寿医療センター　認知症看護認定看護師
	富樫映一子	大森赤十字病院　認知症看護認定看護師
	鳥山美鈴	都立駒込病院　認知症看護認定看護師
	中尾有花	近畿大学医学部附属病院　認知症看護認定看護師
	弘 顕子	福岡徳洲会病院　認知症看護認定看護師
	福島恵美子	北見赤十字病院　認知症看護認定看護師
	福光由希子	JCHO 埼玉メディカルセンター　認知症看護認定看護師
	藤原麻由礼	浴風会病院　認知症看護認定看護師
	村田純子	国立病院機構下志津病院　認知症看護認定看護師

This book was originally published in Japanese
under the title of :

NPS Ninchisho Kango :
Ninchisho-no Hito-no Komarigoto-ni Yorisoi, Songenarukea-wo Mezashite

（NPS Dementia Nursing）

Editors :
Ishikawa, Yoko / Ueno, Yumi / Umehara, Satomi / Shidare, Miho / Shimahashi, Makoto

©2019 1st ed.

ISHIYAKU PUBLISHERS, INC.
7-10, Honkomagome 1 chome, Bunkyo-ku,
Tokyo 113-8612, Japan

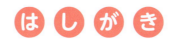

　2004年,「痴呆」から「認知症」へ呼称が変更され,認知症政策に関する改革は急ピッチで進められてきた.認知症看護認定看護師(当初は認知症高齢者看護認定看護師)の教育は2005年に開始され,2019年2月現在,1,245人の認知症看護認定看護師が,全国で認知症看護に奮闘している.いま,日本は,どの国もこれまで経験したことがない超高齢社会を迎えた.それに伴い認知症の人の数も増加し,2025年には65歳以上の高齢者の5人に1人は認知症となると推計されている.

　急性期病院においても,他疾患を合併して入院する認知症の人が増加しており,認知症看護は必須となっている.そのようななか,2016年の診療報酬改定では,病棟における認知症対応力とケアの質向上を図ることを目的に「認知症ケア加算」が新設された.今後,ますます病棟の看護師に認知症医療・看護の知識とスキルが求められることになる.

　本書は,認知症の人のケアをするうえで必要な医学的知識を含む総論と意思決定支援,家族支援,多職種連携について述べている.認知症看護認定看護師ならではの専門的な知識と,実践を積み重ねることで持ち得た知識をわかりやすくまとめた.また,臨床でケアに困る場面を想定し,認知症看護認定看護師の実践事例とともに具体的に解説した.とくに大切にしたことは,認知機能低下による生活の困難さ,身体的苦痛や不快感,生活背景や環境など認知症に関連したさまざまな「困りごと」を,私たち支援者側の「困りごと」ではなく,認知症の人の視点でとらえて記述したことである.目の前の認知症の人のケアで困ったとき,本書を参考にしていただけると幸いである.

　私たちは認知症を経験することはできない.だからこそ,謙虚な姿勢で認知症の人のケアを追求し続けていきたい.看護師のやさしい心とあたたかな手で,認知症の人の苦悩が少しでも緩和され,尊厳あるケアが届けられることを心から願う.

　出版にあたりご尽力いただいた皆様に深く感謝申し上げたい.

2019年2月　編者一同

目次 ナーシング・プロフェッション・シリーズ 認知症看護

I 認知症と看護

① 認知症とは （小川朝生） 2
私たちはどうして認知症を診断し，ケアをするのか / 認知症とは何か

② 認知症の原因となる疾患と認知機能障害 （小川朝生） 4
アルツハイマー型認知症 / 血管性認知症 / レビー小体型認知症 / 前頭側頭型認知症 /
認知機能障害を知る

③ 認知症の治療 （小川朝生） 10
薬物療法 抗認知症薬の種類 / 中核症状（認知機能障害）に対する非薬物療法

④ 認知症の行動・心理症状（BPSD） （小川朝生） 13
BPSDが生じる背景 / BPSDへの対応

⑤ 認知症の人をみるときに注意すること （小川朝生） 17
認知症を疑った場合に注意したいこと せん妄の鑑別 / 認知症が急に悪くなったとみ
えるときに考えること

⑥ 認知症の人の生活の不自由さ （島橋 誠） 19
認知症の経過 / 老化と認知症の臨床像 / 認知症の人の生活支援 / 認知症の人への看護
ケアの発展を

⑦ 認知症の人の意思表示 （島橋 誠） 25
倫理的問題の現状と背景 / 老年看護に携わる看護師の役割 / 認知症の人の真意と看護
職の役割 / アドボカシー / 認知症の人の権利擁護 / 認知症の人の意思決定 / 認知症の
人の意思決定を支援するための方策

⑧ 認知症の人を看る看護者の姿勢 （石川容子） 31
自分の心の内にある偏見に気づく / 自分の心のありようを見つめてみる / 認知症の人
の身にはなれないことを前提に考える / 自分の言動が認知症の人の心を傷つけている
かもしれないことを知る / 認知症の人が体験している不自由さを知ろうとする / 当た
り前のことを当たり前に行う

II 認知症の中核症状のために起こる本人の困りごと

（上野優美）

① 「本人の困りごと」を理解する 36

② 中核症状による生活障害 38

③ 日常生活行動のなかでの「困りごと」をひも解く 40
失禁あるいは排泄行動の失敗がある場合 / お風呂に入れない・入らない場合 / 買い物が
できなくなった場合 /「帰りたい」と歩き回る場合 / 食事を食べない・食べられない場合

④ 中核症状や困りごとは本当にみえないか？ 45

Ⅲ 認知症の人の情報収集とアセスメント

（梅原里実）

1. 環境の変化と認知症の人 ... 48
2. 入院時のアセスメント ... 49
   必要な情報 / 看護のポイント
3. BPSD 発症時のアセスメント ... 52
   必要な情報 / 看護のポイント
4. 退院時のアセスメント ... 56
   必要な情報 / 看護のポイント

Ⅳ 認知症の人への看護　実践事例

事例 1	「帰りたい」という A さん	（鳥山美鈴）	60
事例 2	安静が保てない B さん	（福島恵美子）	66
事例 3	食事を食べない C さん	（白取絹恵）	72
事例 4	食事を食べない D さん	（藤原麻由礼）	78
事例 5	夜眠れない E さん	（中尾有花）	84
事例 6	トイレに頻回に行きたい F さん	（弘　顕子）	92
事例 7	すぐに怒る G さん	（清川邦子）	98
事例 8	レビー小体型認知症（DLB）の H さん	（岡田直美）	104
事例 9	前頭側頭型認知症（FTD）の I さん	（小原良之）	110
事例 10	せん妄（低活動）が合併した J さん	（赤井信太郎）	116
事例 11	せん妄（過活動）が合併した K さん	（福光由希子）	124
事例 12	手術を受ける L さん	（村田純子）	130
事例 13	服薬管理が難しくなった M さん	（富樫映一子）	134
事例 14	入院時から混乱がある N さん	（加藤滋代）	142

V 家族への支援

1 知っておきたい家族の苦悩 ──────────────── （石川容子） 150

気が休まらない / 自責・自己嫌悪 / 「介護がもう限界」と言えないつらさ / 認知症によるさまざまな症状への対応 / 日常生活の介護による負担 / 病院や施設での心ない対応

2 家族支援における看護者の姿勢 ────────── （石川容子） 153

介護者としての家族ではなく，ひとりの人として尊重する / 看護者の価値観で理想的な介護を描かない / 他者にはわからないさまざまな事情があることをわかろうとする

3 自宅で介護する家族支援の実際 ────────── （石川容子） 155

とにかく話を聴く / 認知症の人の思いを想像し，代弁してみる / その家族ならではの介護に関心を寄せる / 疲弊している家族へは休息を提案する，入院の決断を促す / 将来のことを一緒に考える

4 医療施設における家族支援 ──────────── （四垂美保） 157

患者家族の思いを知る / 家族が安心できるよう対応する / 家族の立場に立つこと / 家族の要望をできるだけ実践するために，多職種とつなぐ / 家族の不安を解消し，患者のための行動につなげる / わかりやすく伝えるために / 速やかに報告し，対応する

5 家族支援の実際　妻もケア，妻とケア ────── （四垂美保） 160

転棟時の初回カンファレンス / Ａさんと妻に変化がみられた時期 / 肺梗塞を発症し，ヘパリン治療を開始した時期 / 状態変化を受けたカンファレンス / 肺梗塞発症から２週間後，回復に向かった時期 / 亡くなるまでの時期 / 妻からの手紙

6 こんなことを尋ねられたら ──────────── （四垂美保） 163

これから父の認知症はどうなるのでしょうか？ / 母は私のことがわからないようです．何もわからなくなって…… 会いに来ても何だか切なくなります． / 母がこのまま食べられなくなったら，どうしたらよいでしょうか / 何もしないのはかわいそうな気がするので，母に代わり点滴をお願いしましたが，それが無理な延命になって母に苦しい思いをさせているのではないかと心配です． / （臨死期）呼吸が苦しそうです．手足が紫になって冷たくなっています．何もしてあげられないんです．

VI 多職種連携

1 認知症の人の意思を尊重した連携 ──────── （上野優美） 168

連携のための情報収集 / 認知症の人と医療者間での連携 / 看護師間での連携 / チームのなかでの連携

2 地域との連携，チームづくり ──────────── （赤井信太郎） 172

病院と地域との連携 / チームづくりのプロセス

索引 ──────────────────────────────── 178

デザイン・DTP：ISSHIKI，イラスト：坂木浩子

I

認知症と看護

（執筆：小川朝生）

認知症とは

❶ 私たちはどうして認知症を診断し，ケアをするのか

　超高齢社会を反映し，高齢者の増加に合わせて，日常生活やケアを支援するうえで認知症が疑われる人に接する機会が増えつつある．

　認知症をケアするというと，「問題行動への対応」のイメージが先行しがちである．しかし，私たち医療従事者が，認知症という問題に取り組むことは，次のような点で，認知症の人とその家族の生活を支えることにある．

① 本人の苦痛を軽減する

　認知症というと，「本人は何もわからないだろう」とみなしがちである．しかし，多くの場合，病識は低下しているものの，日常生活がうまくいっていないことを自覚している．認知症に対して適切な治療とケアを提供することは，本人の苦痛を軽減し，生活の質(QOL)を向上させるうえで役立つ．

② 家族の負担を軽減する

　認知症に対して適切な治療とケアを提供することで，認知症の進行を半年から1年程度遅らせることができ，また，今後の悪化のスピードを遅らせることができる．そのため，家族の介護負担を軽減することが可能となる．

③ 今後に対して備えることができる

　認知症の治療とケアで重要なことは，今後の見通しを共有し，話し合いつつ今後に備えることで，可能なかぎり本人の意思を反映させる機会を確保することである．

　ここでは，認知症に関連して，とくに医学的な観点から要点をまとめたい．

❷ 認知症とは何か

認知症というと,「もの忘れ(記憶障害)」のイメージが強いが,本人に苦痛を与えるものは,記憶障害にとどまらず,さまざまな苦痛や困難をもたらす.認知症は,おおよそ

- 正常に発達した知的機能が持続的に低下する
- 複数の認知機能障害がある
- その結果,日常生活や社会生活に支障をきたしている

の3つを満たし,かつ,意識が清明である(せん妄を除外する)場合を指す.

認知症は,加齢に伴って発症しやすくなる.わが国の認知症の有病率は,2012年の推計値で約462万人であり,65歳以上の高齢者人口の約15%を占める.あわせて,認知症の予備軍にあたる軽度認知機能障害(mild cognitive impairment;MCI)も約400万人と見積もられている.

今後の認知症の人の数を推測すると,2025年には約730万人まで増加すると見込まれている.わが国の高齢者の5人に1人が認知症になると見込まれる.

また,一般急性期病院に入院している患者のなかに認知症が併存する割合は,認知症高齢者の日常生活自立度をもとに推測すると,急性期病棟(7対1,10対1病棟)で約2割,療養病棟においては6割と見積もられている(図1-1).

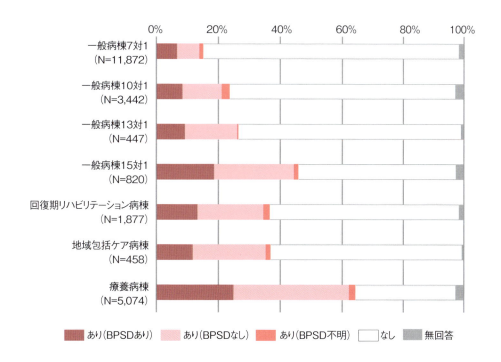

図1-1 わが国の入院患者のうち,認知症が併存する割合
(厚生労働省:平成26年度入院医療等の調査)

認知症の原因となる疾患と認知機能障害

（執筆：小川朝生）

　臨床の場面で，患者の訴え，あるいは医療者や家族の観察から，日常生活や社会生活を送るうえで支障をきたしており，その原因に記憶障害などの認知機能障害が疑われる場合，その症状の出現の仕方やパターンから，その原因となる疾患を鑑別することができる．

　一般に，認知症が疑われる場合，その50〜75%はアルツハイマー型認知症（アルツハイマー病）で説明ができる．続いて，血管性認知症が15〜25%，レビー小体型認知症が10〜20%，前頭側頭型認知症1〜5%となる．また，高齢者の場合，他の合併症や薬剤の影響による認知機能低下も確認することが必要である．

　認知機能障害の10%程度に薬物が影響する．少なくとも，抗不安薬や睡眠導入薬，抗コリン作用の強い薬物（たとえば，頻尿治療薬やH2ブロッカーなど）を服用している場合は確認したい．

❶ アルツハイマー型認知症

　アルツハイマー型認知症は，脳内に老人斑や神経原線維変化という特異的な変化をもつ疾患であり，最終的に神経細胞死を招いて認知症を発症する．アルツハイマー型認知症は，現在のところ認知症の原因として最も多い．

　アルツハイマー型認知症に罹患するリスク因子として，"高齢""女性""第一近親者のアルツハイマー型認知症の家族歴""ダウン症候群""アポリポ蛋白Eε4アレル""頭部外傷の既往"が明らかになっている．とくに加齢は最も重要な因子であり，ほとんどの事例は65歳以降に診断がつく．65歳から85歳までの間を5年ごとに区切ると，およそ5年ごとに2倍ずつ増えていく．また，近親血縁者にアルツハイマー型認知症の家族歴がある場合は，リスクが2〜4倍上がる．

　臨床的に重要な点は，認知症は余命を規定する疾患であることである．平均的なアルツハイマー型認知症の人の生命予後は約10年であり，4〜12年ほどの幅がある．現実には，合併症（感染など）のためおよそ4〜6年である。

　典型的には，最近の出来事を記憶することが難しくなり（近時記憶障害），次第に言葉が出にくくなったり（喚語困難），距離や配置がつかみにくくなったり（視空間認知障害）する．進行すると，周囲への適応が難しくなるのと同時に，性格の先鋭化や易怒性が出ることもある．能力はさらに低下をし続け，最終的には常時看護を要する状態に至る．

　進行を3，ないし4段階に分けるとイメージがつかみやすい（表1-1）.

表 1-1 アルツハイマー型認知症の進行

	軽度認知機能障害	軽度	中等度	高度
段階1	極めて軽度の認知機能低下がある.	記憶障害が出現する.	記憶障害が目立ち，古い記憶にも混乱が生じる.	コミュニケーションが困難になる.
段階2	記憶の欠落が時にある.	見当識が乱れはじめ，新しい環境への適応が難しくなる.	居場所について混乱する.	認識が困難になる.
段階3	作業能力の低下を自覚する.	日常の生活や仕事をこなすのにも時間がかかる.	認識に問題が生じる.	困難になる.
段階4	計画を立てて実行するのに時間を要する.	判断力が低下し，判断に失敗する. 自発性が低下して，自ら行動することをしなくなる. 適応が悪くなり，不安が増加する.	論理的に考えられなくなる.学習が困難になり，予想しない事態には対処ができない.被害念慮や興奮が生じやすくなる.	全面的な介助を要する.傾眠傾向になる.誤嚥を起こしやすくなる.

❷ 血管性認知症

　血管性認知症は，脳出血や脳梗塞などの脳血管障害に関連して出現する認知症を総称したものである．わが国では，アルツハイマー型認知症とともに多く認められている．「脳梗塞の後からもの忘れがひどくなった」とか「脳梗塞の後から，家に引きこもりがちになり，それまで出ていた趣味の集まりにも行かなくなった」などのエピソードで話されるように，発症する時期が脳出血や脳梗塞の時期と一致するなど，はっきりと特定できる場合が多い．

　認知機能障害は出血や梗塞部位と重なることから，「できること」と「できないこと（障害されていること）」が混在する（まだら認知症とも称される）．アルツハイマー型認知症と比べて，記憶などの認知機能は全般に保たれていることが多い一方，意欲や自発性の低下が目立ったり，動作や思考・判断の速度が低下したりする（精神運動遅延）など，前頭葉機能低下に関連した症状が出現しやすい．

❸ レビー小体型認知症

　レビー小体型認知症は，レビー小体という病理所見に特徴づけられる疾患である．臨床的には，レビー小体病は，認知症に加えて，幻視やパーキンソン症状をあわせもつ点に特徴がある．

　幻視という症状自体はさまざま含まれるが，レビー小体型認知症で生じる幻視は，「ありありと映る」ところや小動物の幻視が多いといわれる．一般病棟では，患者が不思議そうにベッドの上を指して，「動物（ウサギなどが多いが，なかにはゾウなどの大型動物の場合もある）がいる」と言ったり，部屋の暗いところを指して「人がいる」などと言ったりするエピソードがある．

　症状は，初期には記憶障害が目立たない一方，注意や実行機能，視空間認知機能の低下が目立つことが多い．アルツハイマー型認知症との比較を表1-2にまとめた．

Ⅰ 認知症と看護

表 1-2 アルツハイマー型認知症とレビー小体型認知症

	アルツハイマー型認知症	レビー小体型認知症
認知機能障害	多くの認知機能が障害される.	注意力や実行機能，視空間認知機能の低下が目立つ．記憶障害は目立たない.
行動	末期になれば幻視や睡眠障害が出現する.	早期から幻視や夜間の睡眠時異常行動が出現する.
運動機能	なし	パーキンソン症状が出現する.

　一般病棟で注意をしたい点は，レビー小体型認知症は，高頻度でせん妄を合併する点と，パーキンソン症状を初期から伴い，嚥下障害や転倒のリスクがある点である.

❹ 前頭側頭型認知症

　頻度はすべての認知症のうちの 1 ～ 5% 程度と，比較的まれな疾患である.

　前頭葉・側頭葉を中心に障害が出現するため，認知機能障害は目立たない一方，行動の計画を立てることや，周囲と調整を図りながら行動することが難しくなる．結果として，衝動性の高い行動をとり，社会的に求められる行動がとりにくくなる結果，社会的な適応が低下する.

　これまで述べた認知症の原因となる疾患ごとの特徴を p7,p8 にまとめておく.

❺ 認知機能障害を知る

　認知症の人への支援を検討するうえで大事なことは，前述した疾患によって，どのような問題が起こるのか，その障害が日常生活にどのように影響するのかをおさえていく点である．なぜならば，認知症の人の困難さや困りごとを知ることを通して，われわれは認知症の人の世界がどのようなものなのかを知り，そこからどのような手伝いができるのかを考えることができるからである.

　「認知」とは，環境からの情報を獲得し，もっている知識を利用して行動するなどの一連の過程を指す.「認知」は，「知能」とほぼ同じ領域を含むためかなり幅広く，認知機能障害には，記憶障害や実行機能障害，見当識の障害，判断力の低下などが含まれる(p9 の表 1-3).

アルツハイマー病

発症のメカニズム	老人斑, 神経原線維変化から神経細胞死に至る.
障害部位	側頭葉・頭頂葉を中心とした症状から始まり, 次第に全般的な機能低下に至る.
中核症状	• 記憶障害：最近の出来事が思い出せない. 思い出せないこと, 忘れたこと自体に気づくことが難しい. • 見当識障害：時間や場所, 人物の認識が難しくなる. 最初は昼と夜を間違え, 夜中に雨戸を開けたりすることで気づかれる. 次第に道に迷うようになる. • 実行機能障害：物事の段取りを組むことが難しくなる. 仕事を効率良くこなせなくなる. 切る・焼く・炒めるなどのそれぞれの動作はできるものの, ひとつの料理を完成させることができなくなる.
BPSD	• 抑うつ, 意欲の低下：実行機能の低下に伴って作業の負荷が大きくなるなどの環境要因と, 神経細胞の脱落という器質的な要素がからむ. • 妄想：物盗られ妄想が多い（物をどこかにしまい, しまった場所がわからなくなる. そうなると, 身近な介護者が盗んだと確信して責める） • 徘徊：空間認知機能の障害により, 自分の位置がうまく把握できなくなる. • 失禁
ケアのポイント	• 認知症の進行を遅らせるドネペジル塩酸塩を使用する. • 周辺症状（意欲の低下, 妄想, 徘徊, 失禁）などの行動障害が出現するメカニズムを発見し, その対処をする.

脳血管障害

発症のメカニズム	脳梗塞や脳出血, くも膜下出血などの脳血管障害に関連して出現する.
障害部位	梗塞・出血を生じた部位に関連して機能障害が生じる.
中核症状	• 情動の変動：気分の変化（怒りっぽくなる. ちょっとしたことで泣く）が生じやすい. • 覚醒レベルの変動：1日や数日のなかで意識レベルの変動があり, せん妄を生じやすい. • 記憶障害：最近の出来事が思い出せない. 思い出せないこと, 忘れたこと自体に気づくことが難しい. • 実行機能障害：物事の段取りを組むことが難しくなる. 仕事を効率良くこなせなくなる. 切る・焼く・炒めるなどのそれぞれの動作はできるものの, ひとつの料理を完成させることができなくなる.
BPSD	• 意欲の低下, 抑うつ：梗塞・出血に関連した脳機能が低下する. • 人格の先鋭化：人格の特徴がより強く出てくる. 慎重な性格が頑固で融通の利かない人格に, マイペースな性格が自己中心的な人格に, 気さくな性格が無遠慮で横柄な人格になるなどする.
ケアのポイント	• 梗塞・出血に関連した神経症状（嚥下困難, 片麻痺など）に対応する. • 安定した環境を提供する. • せん妄の予防と対処に努める.

I　認知症と看護

レビー小体病

発症のメカニズム	レビー小体とαシヌクレインの代謝障害から,神経細胞死を誘導する.
障害部位	後頭葉を中心とした症状(幻視)から始まり,次第に全般的な機能低下に至る.
中核症状	・覚醒レベルの変動:1日のなかで意識レベルの変動があり,注意力の障害が出る.せん妄を生じやすい. ・幻視:鮮明でありありとした幻視が出やすい. ・パーキンソン症状:前傾姿勢やすり足歩行,姿勢反射障害,固縮などが出やすい. ・抗精神病薬への過敏性:少量でもパーキンソン症状や過鎮静が生じやすい.
BPSD	・抑うつ・不安:病初期には記憶障害や幻視に先行して,意欲の低下や抑うつ気分,不安焦燥感で受診する場合がある. ・パーキンソン症状:突進歩行,転倒.
ケアのポイント	・抑うつ・不安への対応:環境調整や薬物療法を行う. ・幻視に対しては,ドネペジル塩酸塩を使用する. ・せん妄に対しては,パーキンソン症状の出現しにくい非定型抗精神病薬を少量使用する.

前頭側頭葉変性症

発症のメカニズム	3リピートタウの蓄積が関係する.
障害部位	前頭葉から側頭葉にかけての機能障害が生じる.
中核症状	・常同行動:同じ言動を日課のように繰り返す. ・脱抑制:欲求のコントロールが難しくなり,周囲への配慮に欠ける言動が増える. ・注意力障害:注意の転導性亢進,集中維持が難しくなる.周囲のちょっとした刺激に反応してしまい,作業を続けることが難しくなる.
BPSD	・被影響性の亢進:外界からの刺激に影響されて,相手の動作を真似たり,同じ言葉を発したり(オウム返し)する. ・自発性の低下,感情の平板化:進行すると無関心が目立ちはじめ,最終的には意欲も低下する.
ケアのポイント	・常同行為による時刻表的な生活をうまく利用する.外界からの刺激を少なくなるように調整し,同じ時間に同じ職員が同じ対応をとれるようにする.

2 | 認知症の原因となる疾患と認知機能障害

表 1-3 認知症で出現する認知機能障害とその代表例

認知症には，認知機能障害（中核症状）に加えて，精神や情動，行動にわたる複合的な症状（BPSD）が合わさる．

障害される機能	症状の例
複雑性注意	• いままでふつうにできた作業に，以前よりも時間がかかる．誤りが多くなる． • 仕事の質を維持するのに，以前よりも再確認を要する． • 刺激の多い環境で気が散ってしまい，集中できない．
実行機能	• 段階を踏むような作業を進めるのに，以前よりも努力を要する． • 複数の作業を同時に進めることが苦手になる． • 電話などで作業を中断されると，再び始めることが難しくなる． • 整理や計画に努力を要するため，疲れる．
記憶	• 最近の出来事を思い出すのに苦労する． • 映画や小説の登場人物を覚えるために，見返し読み返しが増える． • 会話のなかで同じ内容を繰り返す． • 予定を思い出すことができない．
言語	• 喚語困難 • 「あれ」とか「何を言いたいのかわかるよね」を使う．
視空間認知	• 道に迷う． • 組み立てや縫い物，編み物が苦手になる．
社会的認知	• 場の雰囲気をつかんだり，表情を読んだりすることが苦手になる． • 共感が減る．

認知症の治療

（執筆：小川朝生）

　ここでは，認知症の代表的な疾患であるアルツハイマー病の治療について考えてみたい．認知症と診断されると，その治療とケアを考えていくことになる．

　アルツハイマー病の治療は，大きく薬物療法と非薬物療法に分けることができる．一般に，認知症の治療は，本人と家族，医療者が連携することによって，最も効果的にはたらく．その点で，薬物療法とケア，心理社会的支援を系統立てて提供することが重要である．

　アルツハイマー病の治療に関する現状は次のとおりである．

- アルツハイマー病は，脳の神経細胞が脱落していく脳の病気である
- 一般に，脳の神経細胞が多く脱落すればするほど病気は進行し，本人ができることも限られてくる
- したがって，治療の目標は，残っている神経細胞をより効率的にはたらかせることと，生活習慣を工夫することによって，その支障を可能なかぎり取り除くことにある
- この目標を達成するために，薬物と日常生活の支援をあわせて行う
- よく用いられる抗認知症薬は，コリンエステラーゼ阻害薬とNMDA受容体拮抗薬である
- これらの薬物は，神経の機能を高めることによって，生活の支障を減らすことに役立つ
- 神経細胞が脱落していく速度を少し遅くすることも可能かもしれない．おおよそ半年から1年程度，時計を戻すくらいの効果がある（図1-2）

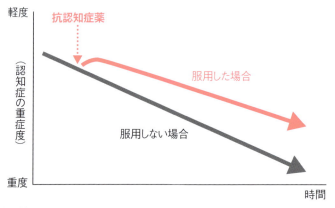

図1-2　治療薬の効果

❶ 薬物療法 ——抗認知症薬の種類

① コリンエステラーゼ阻害薬

- ・ドネペジル塩酸塩（アリセプト®）
- ・ガランタミン臭化水素酸塩（レミニール®）
- ・リバスチグミン（イクセロン®，リバスタッチ®）

　アセチルコリンを分解する酵素を阻害する作用をもつ．脳のシナプス間にあるアセチルコリンの濃度を高めることにより，注意や記憶力，気分，行動を改善させることを目指す薬である．軽度から高度のアルツハイマー型認知症に対して効果を発揮する．

　一般的には，認知機能を総合的に改善させることが期待できる（HDS-R や MMSE で2，3点の改善効果）．わが国では3種類の薬剤が市販されているが，治療効果は同等である．

　臨床では，本人の生活の評価と介護者からの目線をあわせて，治療の効果を判定する．本人が自覚症状を伝えられる場合では，「集中力が戻った」とか「頭のなかの霧が少し晴れた」などの変化を話すことがある．介護者からは，認知機能の改善よりも，「食事の用意など，家事の手伝いを再開した」とか「会話の量が増えた」「興味をなくしていた老人会にまた行きはじめた」などの日常生活・社会生活での変化として表現されることが多い．

　コリンエステラーゼ阻害薬の副作用は概して少ない．しかし，約10%に食欲不振や腹部の不快感，むかつき，軟便などの消化管の亢進症状が出ることがある．多くの場合は，服用を開始した直後や再開時である．そのため，治療やケアの途中で食事摂取量を落としたくない場合には，再開時期に注意したい．出現した場合には，服薬を一時中止をする（2，3日），数日間減量をするなどの対応で消失することが大半である．

② NMDA 受容体拮抗薬

- ・メマンチン塩酸塩（メマリー®）

　NMDA 受容体拮抗薬は，中等度から高度のアルツハイマー型認知症に対して用いられる薬物である．グルタミン酸の調整とドーパミン神経の機能増強効果をもち，注意の改善を目指して用いる．

　副作用は全般に少ないが，時にめまい，混乱が生じることがある．

❷ 中核症状（認知機能障害）に対する非薬物療法

　非薬物療法は，中核症状による日常生活への支障を軽減することを目指して行われる．日常生活を支援するうえで重要な手法であり，ほとんどの場合に本人と家族に対して行われる．生活に合わせて医療者がいっしょに確認して，フィードバックをかけ，実践を促す取り組みを続けることが重要である．

① 習慣づけ

　記憶障害のある認知症の人に新しいケアや手技を伝えるときに，習慣となるような方法を用いて支援をする．日常生活の習慣は，手続き記憶によって成り立つ．手続き記憶とは，キー

ボードを打つ方法や自転車に乗る方法などのような，言葉ではうまく説明できず，意識することなく使える"体で覚える"記憶である．アルツハイマー型認知症では，エピソード記憶（言葉で覚えるような記憶で，認知症では障害される）が障害されてきても，手続き記憶はかなり進行した時期まで保持されていることが多い．そのため，手技の指導では，手続き記憶を意識したはたらきかけや支援を行うことが重要である．

(例)その日の予定を忘れてしまい，何度も確認をしてくる場合に，カレンダーを置いてまずカレンダーを見ることを習慣づける．

② 記憶を補助する道具を使う

私たち自身も普段からしているように，カレンダーに書く，システム手帳に書き込む，スマートフォンに予定を入れてアラームで知らせるなどの方法で，認知症の人の記憶障害を補うとよい．普段から自分の記憶に頼って行動をしていた人に記憶障害が出現すると，記憶の低下以上に社会機能に支障をきたすことがある．記憶障害を補うために，本人の嗜好に合った道具を使うことを習慣づけることで，社会機能への影響を最小限にとどめることができる．

(例)特定の場所にカレンダーとホワイトボードを設置して，その日に行うことを書き込んだメモを貼る．

③ 絵を使う

言葉よりも絵を用いたほうが，記憶に強く残ることが知られている．絵は，それぞれの特徴があり，映像として記憶に残りやすいこと，映像の他に意味としてあらためて記憶にはたらきかけることが，その理由として考えられている．

④ 社会的な活動に積極的に参加する

社会的に豊かな環境で過ごしたり，社会的・認知的な刺激を受ける活動（娯楽でもよいし，デイケアなどで他人と話す機会でもよい）をしたりすることは，認知症の発症を予防する他，認知機能障害の進行を遅らせることや，改善させることにも役立つ．

⑤ 運動（とくに有酸素運動）

運動は，単に気分転換を図るだけではなく，認知機能障害の進行を遅らせることや，改善させることにも役立つ．本人が楽しんで続けられるような体を動かす機会をもつことは，アルツハイマー病の進行を予防するうえで有効と考えられている．

認知症の行動・心理症状（BPSD）

（執筆：小川朝生）

4

　認知機能が障害されると，人はそれまでの生活で培ってきた経験や知識をいかすことが難しくなる．その結果，普段の生活であったとしても周囲の状況を十分につかむことが難しくなり，興奮したり大声をあげるなどの行動が出たり，気分が落ち込んだり，幻覚が生じたりし，また，周囲の人とうまくコミュニケーションをとることもできなくなる．このような認知症の人に頻繁にみられる知覚や思考内容，気分や行動に関連した症状を認知症の行動・心理症状（behavioral and psychological symptoms of dementia；BPSD）と総称し（表 1-4），その対応方法が検討されてきた．

　BPSD は，本人と家族に問診をすることで評価ができる症状と，行動観察により評価される症状に分けることができる．

表 1-4　BPSD の症状とその内容

分類	原因
妄想	事実ではないことを確認している．
幻覚	実際にないものを見たり，声を聞いたりしている．
焦燥性興奮/攻撃	介護を拒否する，介助させないようにする．
抑うつ	悲しんだり，落ち込んだりしている様子がある．
不安	明らかな理由がないのに，とても神経質になる，心配する，おびえている．
気分高揚/多幸	明らかな理由がないのに，やけに楽しそうだったり，幸せそうだったりしている．
アパシー/無関心	周囲への関心がなくなる．行動することへの興味がなくなる．
脱抑制	考えもなしに衝動的な行動をとる．公には話さないような話をする．
易怒性	怒りっぽくなる．容易に落ち着かなくなる．気分がコロコロ変わる．
異常運動行動	徘徊したり，扉を開け閉めしたりするなど，繰り返す行動がある．
睡眠と夜間行動障害	睡眠障害がある．夜中に起きて徘徊する．
食欲と摂食障害	食欲や体重，嗜好が変わる．

BPSDというと，"問題行動"のニュアンスでとらえられがちであるが，臨床で最も早期に出現し，かつ一般的な症状はアパシー/無関心である．多くの場合，次のようなことから気づかれる．

- それまでしていた趣味や仕事，日課などに対する興味を失う（テレビとコタツが友だちの生活になる）
- 人と会う，家族と話すなどの社会的な交流に対する興味や意欲を失う
- 感情や親密さなど，情緒的な交流が減る

入院中であれば，日中でもベッド上で過ごす様子や，リハビリへの意欲が乏しい様子が観察される場合が多い．

❶ BPSD が生じる背景

BPSDのきっかけは，大きくは，①認知症による器質的な要因（神経変性に伴う脳自体の脆弱性）と，②負荷となる内外の要因（身体的な負荷，環境からの負荷）の2面がある．

① 認知症による器質的な要因

認知症の背景には，神経変性と神経細胞死・脱落という脳自体の問題がある．そのなかには，神経細胞の脱落が，認知機能のみならず，さまざまな神経系の機能障害を引き起こし，その機能障害の結果としてBPSDの症状が出現する場合がある．

たとえば，抑うつの合併は非常に頻度が高いBPSDである．抑うつが出現する背景には，認知機能障害によって適応力が低下した結果，環境的な負荷に耐えられなくなった面もあるが，意欲をつかさどるドーパミン神経系の機能低下による器質的な要因も関連する．

また，妄想は，介護者や医療者を悩ませるBPSDのひとつである．妄想も，認知機能障害によって状況認識が難しくなることに加えて，認知機能をつかさどるセロトニン神経系の器質的な機能障害が関連する．

② 負荷となる内外の要因

身体的な要因（痛みや呼吸困難，悪心，腹痛などの身体的苦痛）や精神心理的苦痛（孤立をはじめ，睡眠不足や睡眠障害など），環境的要因（過剰な外部刺激，逆に周囲の状況をうまく把握できないこと，対人関係など）が重なる．

〈痛みや身体的な苦痛に注意する〉

一般病院では，通常，身体治療を受けていることが多い．認知症の人の場合，

- 痛みをうまく認識できず，突発的な変化に反応して，パニックや不安・焦燥感として表現されることが多い
- 苦痛をうまく言葉に表現できず行動として出がちになる

ために，大声をあげたり，パニックになったりし，BPSDと似た状態と認識される．このときに医療従事者に求められることは，痛みを疑い，まず痛みの緩和を図ることである．時に

「BPSD＝不穏・問題行動」としてとらえ，「不穏に対して向精神薬の処方を」と判断される場合があるため注意したい．

　一般病院において，まず検討したいことは，身体的な問題(脱水，便秘)や薬物(とくにベンゾジアゼピン系の抗不安薬，抗ヒスタミン薬や H2 ブロッカーなどの抗コリン作用をもつ薬物)，環境要因(不適切なケア，騒音など)である．

❷ BPSD への対応

　通常，BPSD が生じた場合には，①介護者に対する心理的な支援と教育，②非薬物療法，③薬物療法，の 3 つの方法を併用する．

① 介護者に対する心理的な支援と教育

　診断とあわせて適切な情報が提供されていても，介護者は認知症の経過や予後についてまとまったイメージをつかめていないことが多い．そのため，単に診断に関する情報だけではなく，治療や介護の実践に役立つ情報を伝え，経過の理解を支援することが重要である．

　とくに認知症において重要な支援は，介護者へのケア(Carer's care)である．確認したいことは，介護者が自分自身のサポーターをもっているかどうかである．多くの介護者が，自分自身の心身の健康を崩してまで介護をし続けがちである．継続的な支援を提供することとあわせて，介護者に対しても調子を尋ね，その反応をうかがいながら，支援ニーズがないかどうかを確認する．

② 非薬物療法

　BPSD 対応の根幹をなす療法である．BPSD が疑われる症状がある場合には，

● まず症状の本質（きっかけや原因）は何か
● 本人の苦痛はどの程度か

を評価し，その原因と対応の緊急性を見積もる．

　BPSD 発症時のアセスメントと看護のポイントについては，第Ⅲ章で述べる．

③ 薬物療法

　BPSD への対応は非薬物療法から進めるのが原則であるが，時に非薬物療法だけでは不十分な場合がある．その場合，症状が本人に苦痛をもたらしていることを前提に，本人と介護者の危険を避けることを目的として，治療効果が見込める症状をターゲットに薬物療法を行うことがある．

　一般に，BPSD に対する薬物療法は 3 つに分けることができる．

〈BPSD の原因となっている身体的要因に対する治療〉

　BPSD を疑う症状の背景に痛みがある場合には，痛みの緩和を目指した鎮痛薬を検討する．とくに注意の低下がある場合には，せん妄を疑い，肺炎や尿路感染症などの鑑別と治療を進めることが原則である．

I 認知症と看護

表 1-5 特定の BPSD を標的にした治療

症状	症状
抑うつ	・選択的セロトニン再取り込み阻害薬(SSRI)を検討する.
不安	・選択的セロトニン再取り込み阻害薬(SSRI)を検討する.
不眠	・睡眠衛生に配慮をする(昼寝, ばらつく入眠時間など). ・背景に睡眠障害がある場合には, 原因に対する治療を開始する(レストレスレッグス症候群が高齢者の10～20%に合併する. 睡眠時無呼吸症候群にも注意する).
精神病症状	・非定型抗精神病薬を検討する.
不穏	・身体的な苦痛を確認し, 除去する. ・抑うつ・不安があればSSRIを検討する. ・原因が特定できない場合, 対応を急ぐ場合には非定型抗精神病薬を検討する(やみくもに使用してはならない).

〈認知機能の改善を目指した治療〉

　コリンエステラーゼ阻害薬や NMDA 受容体拮抗薬による治療は, 注意や記憶障害の改善をもたらすことで, 症状を減らすことができる.

　たとえば, 物盗られ妄想がある. 物盗られ妄想の原因のひとつとして記憶障害がある. 誰かが自分の財布を盗ったと訴える認知症の人は, 大事に保管するためにどこかにしまったのに, しまったことやしまった場所を忘れてしまっているというのが典型的なパターンである. このように, BPSD で出現する妄想には記憶障害が関係していることが多いため, 記憶障害が改善することにより妄想も軽減する. 記憶障害が背景に疑われる場合には優先して検討する.

　ただし, 焦燥感のみが強まる場合があるため, 注意をしながら観察する.

〈特定の BPSD を標的にした治療〉

　不眠や不安, 抑うつ, 不穏などの症状は, 慎重な薬物治療により対応することができる(表1-5).

　とくに注意したいのは, 非定型抗精神病薬を使用する場合である. 非定型抗精神病薬を用いることは, 興奮を鎮める一方, 認知機能を低下させ, 過鎮静や転倒の誘因となりうる. とくに活動量や食欲の低下は, 身体機能の低下を引き起こしかねない. 使用する場合には, 有害事象の観察を行いつつ, 短期間に限る.

認知症の人をみるときに注意すること

（執筆：小川朝生）

5

❶ 認知症を疑った場合に注意したいこと ——せん妄の鑑別

　認知症を疑う場面で重要なことは，せん妄か認知症かを判断することである（表1-6）．

　認知症とせん妄は，一見似通っているようにみえ現場を悩ますが，いくつかの点で違いが際立つ．大きな相違点は次の2点である．

- 発症からの時間経過：せん妄は時間から日単位で発症し変動する．一方，認知症は月から年の単位で発症する
- 注意力が続くかどうか：認知症では注意力は比較的安定しているのに対し，せん妄は変動する．とくに昼と夜の差が著しい．いいかえると，昼間はなんともないのに夜がひどい場合，この症状の変化は注意力の変動を現しているととらえ，まずせん妄を疑う

　また，もともと認知症の人が，入院をしてせん妄を合併し，一見認知症がひどくなったようにみえる場合がある（曇った認知症という）．このとき，注意の変動があれば，せん妄を合併したと判断する．

表1-6　認知症とせん妄の比較

	認知症	せん妄
意識レベル（覚醒レベル）	正常	覚醒レベルは低下
身体的要因	なし	あり（意識障害）
思考	貧困	混乱
睡眠覚醒リズム	断片的	昼夜逆転
注意	ある程度保持	低下
変動	なし	時間から日の単位で変化
発症	緩徐（月から年単位）	急速（時間から日単位）

❷ 認知症が急に悪くなったとみえるときに考えること

　一般に認知症自体が急激に悪化することは少ない．もしも数日で急に悪化したようにみえる場合には，せん妄の合併を疑う．高齢者では，脱水や肺炎，尿路感染症をきっかけとして生じていることが多いため注意したい．

　また，多剤併用にも注意したい．身体治療を行っている高齢者は多剤併用になっていることがしばしばある．なかには，抗コリン薬(頻尿・尿失禁治療薬,胃薬など)や抗ヒスタミン薬(アレルギー治療薬)など，認知機能低下が副作用にある薬物が使用されている場合がある．中止できる薬物は可能なかぎり減らすことを考える．

6 認知症の人の生活の不自由さ

（執筆：島橋 誠）

❶ 認知症の経過

　認知症の経過は，原因疾患や類型によって一様ではないが，アルツハイマー病など比較的緩徐に進行する変性疾患の場合の一般的な経過と医療ニーズを把握することによって，認知症の地域ケアにおける看護師の役割を見出すことができる．

　認知症の医療には，認知症そのものに対する医療，認知機能の低下や行動・心理症状の増悪要因となる心身状態の改善を図るための医療，認知症の人が罹患した一般的な身体疾患に対する医療，やがては看取りに至るまでの全人的医療などが必要となる（図 1-3）．

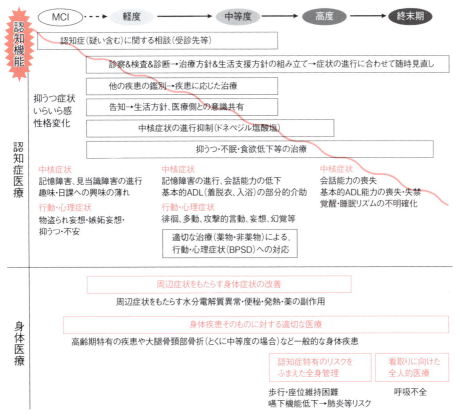

図 1-3 認知症の経過と必要な医療
（「認知症サポート医等のあり方と研修体系・教材に関する研究事業」委員会編：かかりつけ医認知症対応力向上研修テキスト．p8，ニッセイ基礎研究所，2013．）

❷ 老化と認知症の臨床像

　正常な老化でも加齢関連性記憶障害(age-associated memory impairment；AAMI)という記憶障害が生じるが，日常の基本的な行為・言動にまで自立を欠くような知的障害を起こすことはほとんどない．認知症は単一の機能側面に限局した障害ではなく，複数の機能側面にわたって障害されている状態である．認知症の行動・心理症状(BPSD)といわれる状態は，認知機能障害にさまざまな環境要因が誘因となって引き起こされることが多い．脳の器質的病変は，以前とまったく同じ状態に戻すことが極めて困難であるが，一方の物理的環境，社会的環境，身体的環境の要因によるものは，原則としてもとの状態に戻すことが可能である．この状態が複雑に絡まって，それが総体として残存している精神機能を低下させ，認知症の経過や予後を多彩なものにしている．

　認知症の人の看護では，人間が本来もっている生物体としての恒常性維持機能に注目し，生体と環境要因との因果関係にも目を向け，一人ひとり異なる認知症の人の臨床像を把握するプロセスが欠かせない．

❸ 認知症の人の生活支援

① 認知症の人にとっての入院環境

　入院時に認知症の人によくみられるのは，環境の変化などで起こる，せん妄やBPSDである．これらの症状が起こることで，本来治癒すべき身体合併症の治療に支障をきたし，向精神薬の投与や行動制限が余儀なくされることがある．そのような場合，本来の疾患が軽快して退院となったときに，認知機能やADLが極端に低下していることがある．

　病院という環境は，自宅とは異なり，生活の色を感じられない単調な色合いや構造であることが多い．また，モニターやナースコールの音，ストレッチャーや配膳車が通る音，医療関係者が廊下を行き交う足音など，認知症の人からすると馴染みがなく，過剰な刺激が多い空間であるといえる．認知症の人の症状は環境要因や社会的要因の影響に左右されやすい状態にあることを予測したうえでの対応が重要になる．

② 認知症をもった高齢者の機能障害をとらえる

　高齢者は老年症候群とよばれる症状・機能異常・疾患をもっていることが多く，それが認知症と複雑に絡み合っている．認知症に罹患する人の多くは高齢者であるため，看護師は認知症の経過を理解して援助するだけでなく，そのすべての症状や疾患が相互に関係する影響をとらえてケアすることが重要になる．

　高齢者に特有な機能障害には，視覚障害，聴覚障害，下肢の運動機能障害，それに関連する転倒のしやすさ，嚥下機能障害，栄養障害，排尿障害などがある．認知機能の障害と相乗的に悪化する可能性を考慮しながら，総合的にケアしていくことが求められる．看護師は高齢者総合的機能評価(CGA)等を参考にして，得られた情報のなかで，必要なケア介入の優先順位を決めることになる．

③ 認知症看護の基本姿勢

　認知症の人が病棟に入院してきたとき，おもに，今回入院に至るまでの経過や既往歴，家族歴，入院することや医師からの病状および治療方針の説明を本人がどのように受け止めているか，入院前の日常生活の様子，入院時のバイタルサインなどについての情報を収集することが多い．このとき私たちは，おもに現疾患とその症状に関する情報を重要視する傾向がある．疾患や症状の分析ももちろん重要であるが，認知症の人の療養生活を支えることも看護師の重要な役割であることを考えると，入院前にどのような生活・人生を送ってきて，いかに活動・休息・食事・排泄・清潔・コミュニケーションをしていたのかという生活行動の情報に目を向けることも大切になる．

　そして，現在の生活行動をとらえるとき，“障害されている部分は何か”というマイナスの側面だけをアセスメントするのではなく，“もてる力”にも着眼し，生活を営むうえで認知症の人のプラスの側面を引き出しながら，障害された生活行動を補うようなはたらきかけをすることが私たち看護師には求められている．

　また，“点滴治療が必要なのにルートを抜く”“安静が必要なのにベッドから降りようとして安全が確保できない”といった認知症の人の行動背景には，“いま自分がどこにいるのかわからない”“なぜ治療されているのかわからない”という不安があるのかもしれない．このような状況に対して，安全面を重要視するあまり，行動を制限するなどして認知症の人の生活行動を狭小化していないか，チーム内で話し合うことも大切である．

　認知症の人が抱く不安を繰り返し想像しつつ，心身の状況や，生活史，環境との関連にも目を向けることで，看護のヒントが導き出されるかもしれない．

④ 認知症看護の基盤となる考え方

　老年看護では，たとえ認知症疾患やその他の身体疾患，障害をかかえていても，認知症の人がいきいきと暮らすことができるように，その人の“もてる力”を大切に支援している．この基盤となる考え方が“生活行動モデル”である．“生活行動モデル”は，山田ら[1]が国際生活機能分類(international classification of disability and health；ICF)を参考に，老年看護の展開における考え方として示したものである．

　“生活行動モデル”では，次の4つの視点を大切にしている．

- 認知症の人を「身体的」「心理・霊的」「社会・文化的」なホリスティックな存在としてとらえる
- 生活を営むために不可欠な6つの生活行動「活動」「休息」「食事」「排泄」「身じたく」「コミュニケーション」にみる認知症に人のもてる力に着眼する
- 生活が拡充するように「生活環境」を整える
- 認知症の人が築いてきた生活史を基盤に，豊かな人生の統合へと向かって歩んでいけるよう支援する

⑤情報収集と分析

　認知症の人のアセスメントは決して容易ではない.それは,認知症の人から明確な情報を得ることが難しく,また,核家族化が進み介護者自身も高齢であることから,家族からも情報を得にくい現状があるからだ.したがって,認知症の人の情報収集では,聴取により得られた情報だけではなく,看護師自身の日々の観察も重要になる.認知症の人が安全で快適な入所生活を送ることができるように,認知症の人のもてる力や生活に影響を及ぼしている症状や状態,それをもたらす加齢変化,生活環境との関連に目を向けて継続的にアセスメントしながら,彼らがもつニーズに合わせたケアマネジメントをすることが必要になる.認知症の人のアセスメントは,①多面的,包括的に情報収集し,認知症の人を全人的に理解する,②治療可能な健康上の問題を見出し,その能力を発揮した生活が送れるように支援する,④個別の課題やニーズを明らかにし,認知症の人と家族にとって最も重要なことに焦点を当てた具体的なケアプランを考案する,といった目的で行われる.

　"認知症の人が望む生活は何か"を重視し,その際,生活を円滑に営めないとするならばなぜなのか,疾患や障害は認知症の人の生活にどのように影響を及ぼしているのか,そして,病態についてもしっかりと分析して,それぞれの関係のなかから具体的な看護ケアプランを考案していくことが重要である.

⑥アセスメントの視点

　認知機能の低下が中等度から高度の高齢者の多くは,ある程度の身体活動性を保持し,かつ「自分のことは自分で行いたい,誰かの役に立ちたい」と願いながらも,日常生活の遂行にさまざまな不具合を生じている.この板ばさみの状態を放置すると,孤立やBPSD,あるいは身体的不調をまねく危険性がある.

⑦看護の視点

　認知症の人は,記憶力や見当識の不具合をかかえながらも主体的に生きたいと願いつつ,日々を送る人である.看護師は,認知症の人の示すちぐはぐな行動のなかから,どのような手がかりや手助けがあれば支障なく日常生活を送ることができるのかを見出し,認知症を有しながらも,自分らしく過ごせるよう環境を整え,もてる力を引き出していくことが重要である[2].

　認知症看護の展開では,「対象者が望む生活は何か」を重視する.その際,生活が円滑に行えていないとすればなぜなのか,疾患や障害は認知症の人の生活にどのように影響を及ぼしているのか,病態についてもしっかりと分析する必要がある.同時に,認知症の人のもてる力に着眼する.認知症看護では,生活を営むうえで認知症の人のプラスの側面を前面に引き出すことができるように支援する.

⑧看護計画につなげる

　認知症の人は,自分の思いを言葉で上手に表現できなくても,表情や行動で意思表示をす

る力がある．心身徴候のわずかな変化や，表情や身ぶりによるサインを見逃さず，"認知症の人が望む生活行動は何か"を見出す観察力と読解力が看護師には求められている．看護師は，生活を営むために不可欠な6つの生活行動の視点から，認知症の人が望む生活行動を分析し，看護計画を考案する必要がある．つまり，生活行動が円滑に営めないのならば，それはなぜなのか，疾患や障害などの"身体的要因"によるものなのか，それとも"心理・霊的要因"や"社会・文化的要因""生活環境"によるものなのか，これらがどのように現在の生活行動に関連しているのか，さらに，適切な支援が行われなかった場合の"予測される危険性"などをしっかりと分析する．そして，それぞれの関係のなかから具体的な看護計画を考案していくことが望まれる．

⑨ 認知症の特性に対応した日常生活援助のポイント

　実際に病棟の看護師が認知症の人の日常生活を援助する際に，これだけは抑えておきたい"基本的な支援項目"を説明したい．

〈保持されているコミュニケーション能力を発揮する機会と方法〉
- コミュニケーションの意欲を低下させることなく，保持されているコミュニケーション能力を発揮し，可能なかぎり社会活動を継続できるように援助する
- 認知症の人が話そうとしていること，話していることを根気強く待ち，傾聴し，理解力に対応した言語・非言語メッセージを用いる
- 五感を通して伝える方法を探す
- 大人に接する基本的態度をもち続ける
- 気の合う仲間と集うことのできる機会を設ける

〈日常生活の継続〉
- 食べ，排泄し，動き，眠れ，身じたくが整えられる快適な日常生活の再構築に向けて援助する
- もてる力を前面に引き出しながら障害された生活行動をカバーし，自分なりの方法でADLが行えるようにする

〈身体的不調の早期発見〉
- 身体的不調や合併している疾患の増悪がなく，身体的に最良の健康状態を保持できるよう援助する
- 認知症の人の普段の状況を確かな観察項目をもとに把握する
- 言葉や表情，しぐさ，綿密なフィジカルアセスメントから，身体的不調の予兆を察知する
- 治療による複合的な行動心理学的症候の出現や事故の発生を予防する

❹ 認知症の人への看護ケアの発展を

　本項を読み,「実際の医療現場では,そう簡単にいかないよ」と思った読者も多いと思う.確かに一般病棟の機能やマンパワー不足などを考えると,認知症性疾患特有の症状をも考慮しながら日常生活と療養を支えていくことは決して簡単なことではない.身体疾患に罹患し,医療を必要とする認知症の人の治療や看護のあり方は,医療現場や教育,研究において最も重要なテーマである.今後,さらに,認知症の人への看護ケアについて議論され,発展していくことを願ってやまない.

認知症の人の意思表示

（執筆：島橋 誠）

❶ 倫理的問題の現状と背景

　高齢者や認知症の人に対する病状の説明や治療・介護に関する情報提供は，家族を中心になされ，本人よりも家族の意向が尊重されることが多い．その結果，本人の意思表出の機会が少なくなり，医療や介護行為に関する情報が与えられないこともある．また，転倒・転落のリスクのある高齢者や認知症の人の場合，看護職の関心は安全管理に集中することが多く，当事者の苦痛や不安への適切な評価や対応は遅れ，事態をますます悪化させていくことが多い．

　終末期においても，高齢者や認知症の人の意思が尊重されているとはいいがたい．認知症の人であれば，なおさら意思確認が困難な場合が多く，このことも終末期の方針決定を困難にしている．その結果，終末期医療に大きな偏りを生じさせている．加齢に伴い，合併する疾患の多様さや生活史の長さで個性が際立ち，終末期の予後予測は非常に難しい．どの時点から終末期として対応するのか判然としないまま急性期医療が延長され，予備力の低下した高齢者や認知症の人に痛ましい最期を強いる場合もある．その反面，「もう高齢なのだから・・・」という理由で，当然あるはずの苦痛への対処すら行われない場合もある．

　これらの背景には，「歳をとれば難しい話はわからない」「認知症になると何もわからない」「高齢者は痛みに鈍い」といった加齢変化や認知症への偏見やパターナリズムが垣間見える．また，安全確保や迅速さなど，急性期医療を提供する場の特性が，これらの状況にさらに拍車をかけている．

❷ 老年看護に携わる看護師の役割

「老年看護とは，老人ゆえのリスク（老化と複合する病気像，不完全な回復，または，それらと闘い，自立した生活を営むために不足する潜在力と時間）をもった人々を対象とし，その個々人にふさわしい援助をすることである．ふさわしい援助とは，その老人の生命と日常生活活動にとって必要なこと，まだ働けるものを選びとりサポートすることで生命と生活を維持し，目ざしうる望ましい態様（修復される健康像，ときには修復の結果の死）を獲得していく看護活動をいう」[3,4]

　さまざまな場で高齢者と家族にかかわる看護師には，高い自律性と専門性，協調性などの実践能力に加え，高齢者から学ぶ姿勢や自己の倫理観を洞察する力が求められている．

❸ 認知症の人の真意と看護職の役割

　高齢者や認知症の人のなかには，自ら「家族の言うとおりでかまわない」「医師に任せる」と意思表明する場合もある．十分な説明を受けたうえでの決定であれば，これもひとつの選択といえる．しかし，このような言葉を発するとき，その人自身が日頃から世話を受けている家族への遠慮や自身の希望を伝えることがわがままだと感じている場合もある．医療者のわかりにくい説明に対して諦めに似た気持ちを抱いているかもしれない．高齢者や認知症の人の真意をとらえ損ねると，結果として，その人の意思とはかけ離れた医療・介護の提供につながってしまうこともまれではない．

　人生の終焉に近づきつつある終末期が，高齢者や認知症の人のQOLの低下をまねくばかりか，時には人としての尊厳さえ失いかねない状況に至り，「果たしてこれでよいのか」と多くの看護師は疑問や葛藤をかかえ苦しんでいる．しかし一方では，これらの倫理的問題に気づかず，見過ごされていることもある．超高齢社会では，高齢者や認知症の人の心身の特徴に配慮した擁護者としての看護師の役割発揮がますます求められる．

❹ アドボカシー

　看護師は，認知症の人のできる可能性のある部分と援助を必要とする部分を見極めながら，アドボカシー機能を発揮することが重要である．アドボカシーとは，重要なことを積極的に支援・サポートすることであり，自分自身で表現できない人の代わりに基本的人権を守ることをいう．

　認知症の人の看護実践には，このアドボカシー機能を発揮し，本人を養護し，認知症の人ができないと判断された場合に，本人に代わってその思いや意思を表現することが求められる．また，アドボカシーには，家族や同僚など周囲の者による身体拘束をはじめ，認知症の人を危険にさらすようなさまざまな行為からその人びとを守ることも含まれている．アドボケイトは図1-4のような具体的行為を通して実践され，看護師ひとりではなく，同じ考えをもつ仲間をつくり，行動していくことが重要となる．

- 倫理的問題への敏感さをもつ　──　仕方がない，当たり前の払拭
- 相手の立場に立った理解をする
- 意思の力をもつ
- コミュニケーションする
- 主張する，たたかう
- ネットワークをつくる

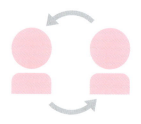

図1-4　アドボケイトするはたらきかけ（個・集団に対して）
（太田喜久子：Ⅱ　認知症の看護における倫理的ジレンマ．「新版　認知症の人々の看護」，中島紀恵子編，p19，医歯薬出版，2013．）

❺ 認知症の人の権利擁護

　いかなる障害をもつようになっても，人には誰にでも，したいことをして暮らし，自分らしく生きる権利がある．しかし，認知症を患うことにより，ひとりの人として誰でも当然のこととしてもっている権利を自ら守り，主張していくことが難しくなる．そのため，看護師には，認知症の人の立場に沿ってさまざまなサインを敏感に察知する感性が求められる．たとえば，病院で点滴や経管栄養などの治療・処置を受けている認知症の人が点滴針やチューブを抜くために，身体を拘束されているとする．このようなケースのほとんどで認知症の人は，何のために点滴をされたり，鼻から管を入れられたりするのかを理解できていないことが多い．また，治療・処置の必要性について説明を受けていたとしても，記憶障害により不快や苦痛といった身体感覚が優先されてしまうために，点滴針やチューブを抜くなどの行動に結びつく．このような行動を目の当たりにすると，「この患者には安全に治療・処置を実施することができない＝身体拘束が必要」という認識につながりやすくなる．しかし，コミュニケーションを工夫することで治療・処置の必要性を継続的に理解できるのではないか，点滴や経管栄養の代わりに経口から水分や抗菌薬，栄養をとることはできないか，などの発想に転換することができれば，何らかの解決の糸口が見出せるのではないだろうか．

　認知症の人が状況を理解しやすい環境を整えるための方策を模索しつつ，感情を上手に表現することが苦手な認知症の人に代わって苦痛や不快の少ない代替的方法を検討して周囲に提案するなど，看護師には代弁者(advocate)としての役割が求められる．

❻ 認知症の人の意思決定

　認知症の人は，自分の認知症の症状などから，自らの考えや思いを伝えることが難しい場合がある．その結果，認知症の人の意思決定については，本人よりも医療者の医学的妥当性や家族の意向が尊重されることが多い．病状や治療に関する情報は家族を中心に説明され，本人には治療に関する情報が与えられないケースもあり，自らの意思を表出できる機会が少ないのも現状である．「理解できない」「何もわからない」といった認知症への理解不足や偏見が，このような状況を生じさせているのではないだろうか．また，医療者のパターナリズムも背景にあると指摘されている．これは強い立場にある者が，弱い立場にある者の利益になるようにと，本人の意志に反して行動に介入・干渉することである．

　このような背景のなか，医療従事者と家族のみで意思決定がなされ，認知症の人の望まない医療が行われてしまう可能性がある．本人を置き去りした「意思決定」は，治療の拒否につながり，その後の病状やQOLに大きくかかわってくる．いちばん大きな問題は，「本人の人生」であるにもかかわらず，本人の意思でない医療を受けること，もしくは医療を受けられないまま残された人生を送ることになることである．認知症の人の意思決定の場では，本人が治療の意味や目的を理解し，本人の意思で自分の今後の人生に最良の決定ができるように支援することが望まれる．

　以下に，日々の治療や処置に対する意思決定支援について述べる．

Ⅰ 認知症と看護

① 入院後の不安や混乱を予測した対応

　認知症の人は不安，混乱をきたしやすいため，できるだけ看護師が観察，訪室しやすい距離の病室にする．また，頻回の訪室による声かけやその反応，経時的な表情や訴えの変化，睡眠状態，落ち着きのなさや興奮などの観察から，合併症の早期発見とストレスの軽減を図る必要がある．

　認知症の人は入院の必要性について説明を受けていたとしても，認知機能障害によって，「ここはどこだろう」「なぜ身体が痛いのだろう」「なぜ管がついているのだろう」と不安になることがある．まずは，どのような説明の仕方であれば理解してもらえるのか（言語，非言語的理解），説明した後にどれくらいの時間が経つと忘れてしまうのか（即時記憶）をチームで把握し，その状態に応じて根気よく同じメッセージを繰り返すことが大切である．それと同時に，文字やイラストを活用して病院名や病名を掲示したり，カレンダーや時計を臥床していても見える位置に設置したりするなどして，認知症の人が自身で状況を確認できるような環境の工夫をすることも有用である．状況を理解してもらうために根気よく説明することはもちろん大切だが，認知症の人が有する力を見出し，活用することも重要である．

　また，認知症の人は，「お金がない」「食事や寝る場所はあるのか」「帰らないと家族が心配している」などの不安をかかえていることもある．そのような場合は，お金の心配をしなくても食事も寝る場所もあることを説明したり，可能であれば入院当日は夕方まで家族にいっしょに過ごしてもらったりするなどの対応をする．認知症の人がどのようなことに不安をかかえているのか，直接本人に尋ねてみるのもよい．

② 表情・行動を観察し，苦痛を最小限にする

　認知症の人は身体の苦痛を的確に表現することが難しい状態にある．したがって，痛みの訴えがなくても，体を動かしたときなどに表情や行動に変化がないかを確認する必要がある．動くことへの拒否や，ケアへの拒否がみられた場合には，ケアの方法を振り返ると同時に，なんらかの苦痛があるかもしれないと予測することも必要である．その際，複数の非言語的な疼痛表現の観察をするためのアセスメントツール（表 1-8）や，呼吸，脈拍，動脈血酸素飽和度の測定値を参考にしたり，鎮痛薬投与前後の反応から苦痛のレベルを判断したりする．これらの観察結果にもとづき，苦痛を最小限にするケアをチームで検討して対応する．

③ 認知症の行動・心理症状（BPSD）の背景にある意思を探る

　認知症の人に馴染みのある環境を整え，過度な刺激により感覚遮断や刺激過剰にならないように注意する．日中には適度な活動を取り入れ，夜間の睡眠の質を向上することが重要となる．なんらかの固定をしている場合には定期的に運動して拘束感を軽減する．入院前に眼鏡や補聴器を使用していたのであれば，早めに使用を薦めてコミュニケーションを円滑にし，時間，場所の失見当識の悪化を防ぐ．夜間に覚醒した際の混乱を予防するために，真っ暗にならないよう，照明に配慮する必要もある．また，全身状態の観察をし，疼痛管理やルート・ベルトの固定による皮膚発赤やかゆみなど，不快要因が生じないように留意することが重要である．

表 1-8　重症認知症者の疼痛評価

質問内容	0	1	2
呼吸（非発声時）	正常	随時の努力呼吸，短期間の過換気	雑音が多い努力性呼吸，長期の過換気，チェーンストークス呼吸
ネガティブな発声	なし	随時のうめき声，ネガティブで批判的な内容の小声での話	繰り返す困らせる大声，大声でうめき苦しむ，泣く
顔の表情	微笑んでいる，無表情	悲しい，脅えている，不機嫌な顔	顔面をゆがめている．
ボディランゲージ	リラックスしている	緊張している，苦しむ，行ったり来たりしている，そわそわする．	剛直，握ったこぶし，引き上げた膝，引っ張る，押しのける，殴りかかる．
慰めやすさ	慰める必要はなし	声かけや接触で気をそらせる，安心する．	慰めたり，気をそらしたり，安心させることができない．

（平原佐斗司：認知症の緩和ケア．緩和医療学，11（2）：132，2009．［原典］Warden V，et al：Development and psychometric evaluation of the Pain Assessment in Advanced Dementia（PAINAD）scale．J Am Med Dir Assoc，4（1）：9-15，2003．）

　BPSD の状態にあると，興奮して暴れる，転倒するなどの危険があるため，認知症の人の安全を確保することが先決になることもある．その際には，十分な観察を行うとともに認知症の人のそばに寄り添い，認知症の人が不安を高めないような姿勢で接する必要がある．BPSDの原因となる身体状況や治療状況，生活リズム，認知症の人を取り巻く環境を見直して改善していくことで，症状緩和につながる．

❼ 認知症の人の意思決定を支援するための方策

　高齢であること，認知症であることで，本来誰もがもつ人の権利をわずかでも脅かされることがあってはならない．その最たるものが，意思の尊重である．高齢や認知機能の低下を理由に判断能力が問われることは当然なく，かかえる疾患名や日常生活の介助の有無で短絡的に判断能力を評価できるものでもない．高齢者や認知症の人が何を望むのかが要であり，そのための方策は次のようにまとめられる．

● 一般的なインフォームド・コンセントへの留意点に加え，高齢者の視聴覚機能や話す速度などの加齢の変化や認知症の人の認知機能障害，言語機能障害の程度に対する環境整備への配慮など，その人の状態を十分にアセスメントすることが不可欠となる．難聴がある場合には，低めの声でゆっくりとしたテンポで話すと伝わりやすく，雑音にも配慮し，注意を集中できる環境を用意する．また，認知症の進行段階に合わせたコミュニケーションスタイルを使う．たとえば，認知症の初期におけるメッセージの割合を"言語＞非言語"とすると，中期では"言語＝非言語"となり，末期には"言語＜非言語"となる．高齢者や認知症の人が理解できるように説明することは，医療者の義務であるが，高齢者や認知症

の人の理解能力を問う以前に，説明する側の説明能力を高め，わかりやすい説明を心がけることが重要となる

- 高齢者や認知症の人の意思は，信頼関係を築き，意思を表出しやすい環境をつくっていくことで引き出される．対象の価値観や生きてきた時代背景にも配慮し，安心して希望を伝えられるよう支えることが必要である．また，意思は変化することを念頭に置き，一度聞くことで満足せず，状況の変化に応じて確認していくことも欠かせない
- 高齢者や認知症の人の意思がいつでも確認できるとは限らない．どのような医療（あるいは終末期）を望むのか，早い段階から本人の意思を確認しておくことが必要である．また，家族が代弁する場面が多くなることに備え，早い段階から，本人と家族から意思を確認するシステムや家族への説明が必要である．すでに確認が困難な場合，もしくは家族がいない独居の高齢者や認知症の人の場合は，関係する人たちと，その人自身の人生観や価値観を十分に情報共有し合い，高齢者の“最善の利益”を考え，合意を形成することが必要となる
- 家族を自分のこと以上に思いやる高齢者や認知症の人にとって，家族に苦労をかけることはできるだけ回避したいものである．医療を受けることがどのように家族に影響するのか，家族を支援するさまざまなサービスについても説明できること，あるいは，多職種と連携することでその役割を果たすことも，ひいてはその人の意思を尊重することにつながる

認知症の人を看る看護者の姿勢

（執筆：石川容子）

　認知症の看護は何が正解なのか……　答えを出すことは難しい．そのため，何かの方法論にすがりつきたくなったり，流行りのケアを学ぼうと努力したり，専門職や経験者の話を聞いたりして正解を知りたくなる．

　認知症の人の人生歴を知り，いきいきと生活していた頃の話をしてみるとよいとか，落ち着かないときにはマッサージをすると効果があるとか，これらはきっと間違ってはいないのかもしれないが，少し違和感もある．認知症の人にも私たちと同じように他人には知られたくないことがあるはずである．また，身体に触れられることを好まない人もいるはずである．

　認知症の人をどのようにケアしたらよいのかという問いの根底には，認知症の人はケアされる人だというとらえ方があるのではないだろうか．認知症のケアは特別なことではなく，もっと自然に，ふつうに人と人との関係性のなかにある．かかわる看護者は，自身の心のありようを見つめ，内省し，戸惑いながら考え続ける姿勢が求められる．

❶ 自分の心の内にある偏見に気づく

　認知症の人が入院したとき，認知症だから説明してもわからないだろうと家族だけに治療の説明をすることはないだろうか．もちろん，話の内容を理解することが困難な認知症の人もいるかもしれないが，認知症というだけで本人がなおざりにされることがある．何を言っても理解できないだろう，きっと点滴を抜いてしまうだろうという思い込みをもたないことが必要である．大切なことは，自分が認知症に対してどのような思い込みや先入観，固定観念をもっているかにどれだけ気づくことができるかである．

　筆者が勤務している施設では，「もし患者が認知症でなければしないであろうと思う自分の言動について」をテーマにグループワークを実施したことがある．いいかえれば，患者が認知症だから行ってしまいがちなことである．グループワークで出された意見は，たとえば，食事介助中，ついついスタッフ間で患者には関係のない話をすること，声をかけることなく車椅子を動かすこと，食事や入浴など1日のスケジュールに患者の生活を合わせることなどであった．自分の心の内には，この人は認知症だから……　という思いがあることに気づかされる．

　認知症の人の看護の実践をどんなに積み重ねても，認知症の人に対する言動，あるいは認知症の人の前での無意識な自分の振る舞いには，そうした偏見があるかもしれないことを知っておくことが重要である．自分を知ることにより，自分の言動を振り返ったり，修正したりすることができる．

❷ 自分の心のありようを見つめてみる

　入院中の認知症の人が「家に帰りたい，どうすればいいですか」と何度も尋ねてくるとき，どのように返答すればよいのか悩むことがある．状況を説明して，帰れない事実を伝えることは大切だけど，それでは怒ってしまう……　かといって安易に嘘をつくこともできない．なんとなくその場をやり過ごして，帰りたいという気持ちを忘れてくれたらいいなと思う自分がいる．そして，思いどおりの展開になるとほっとする．しかし，当然ながら認知症の人の気持ちはその時々によって異なるので，毎回同じような返答でその場が穏やかにおさまるわけではない．そのようなとき，なんとかうまく対応できる方法はないだろうかと考えたりする．

　しかし，その背景には，そのようなことを聞かれても困る，自分が困らないようにするにはどうしたらいいかという自分の気持ちがある．自分の心のありように気づくことができれば，おのずとかかわり方も変わる．

　帰りたいという思いに寄り添いながら，一緒に困ったり，話に耳を傾けたり，「帰りたいですよね」と声をかけたりするなど，逃げずに誠意をもってかかわることが大切であることに気づく．なぜ入院して，家ではない場所にいるのかを理解することが困難な認知症の人が，帰りたいと思うことは当然なことである．困っているのは認知症の人であるが，同時に困っている自分も見つめて，それはなぜなのか問い続けることを忘れないようにしたい．

❸ 認知症の人の身にはなれないことを前提に考える

　入院中のあるアルツハイマー型認知症の患者が，固い表情で退屈そうにしていたので，そばに座り「退屈ですか」と声をかけると，「そうね，悪いものが体に入ってきて，頭のなかで爆発したみたいな感じなの．頭と体のつながっている線が切れた．自分の体じゃないみたい．どうしたのだろう．何もできなくて悲しいやら悔しいやら・・・　誰に言ってもわかってもらえないから言わない．こんなふうになって，ひとりきりになった．過去に戻りたい」と同じ話を繰り返した．自分の意思とは関係なく入院となり，知らない環境，知らない人たちのなかにぽつりとひとりでいる孤独感，虚しさはどんなものだろう．

　また，ある若年性アルツハイマー型認知症の男性が，歌を歌っている患者に向かって「うるさい，やめろ」と大声で叫んだ．「どうしましたか」と声をかけると，「うるさいよ．頭のなかが変になりそうじゃないか．怖いですよ．自分が変になりそうですよ．助けてくださいよ．お願いします」と話した．自分が失われていくような感覚なのだろうか．このようなどうしようもない感情は，認知症でない私たちにはとうてい想像もつかない．

　認知症の人の立場になってとか，認知症の人の身になってなどという言葉を安易に使ってはいけないと思わせる．私たちには，認知症を経験することができない．だからこそ，看護者として謙虚であり続けることが大切である．

　認知症の人の看護では，認知症の人の不安を緩和するとか，安心できる生活を提供するなどという目標が掲げられることがある．しかし，そのようなことが私たちにできるだろうか．私たちにできることは，認知症の人の声にしっかりと耳を傾け，必要なときにそばで手を貸すことである．

❹ 自分の言動が認知症の人の心を傷つけているかもしれないことを知る

認知症の人に笑顔で挨拶して,「なに笑っているのよ,ばかにして」と怒られることがある.また,「○○さん,おはようございます」と挨拶したとき,「なぜ,あなたは私の名前を知っているのか.私はあなたのことを知らない.おかしいなあ」と困惑させてしまったことがあった.

認知症の人のケアでは,その人がどのような職業につき,どのような生活を送ってきたのかを知ることが大切だといわれることもある.しかし,それを認知症の人が望んでいるのかどうかはわからない.もし,私自身が認知症になったとき,「この人は看護師だったらしい.だから人のお世話をしたがるのか」などと言われてしまうのだろうかと考えると気分は良くない.実際に,ある認知症の人に「若い頃は,どんな仕事をしていたのか」と尋ねたとき,「なぜあなたに教えなくてはならないのか.あなたには関係ない」と怒られたことがあった.

笑顔で挨拶することや何気なくした質問が,認知症の人を不安にさせ,傷つけてしまったときには,素直にごめんなさいと伝えられる姿勢が大切である.かかわりを通して,はっと気づくことができる感性をもち続けることが必要である.

❺ 認知症の人が体験している不自由さを知ろうとする

（「Ⅱ　認知症の中核症状のために起こる本人の困りごと」も参照のこと）

認知症の人を看護するうえで,認知症の病態や治療の理解,中核症状とは何か,認知症のもの忘れと加齢に伴うもの忘れの違いは何かなどについて正しい知識をもつことは大前提である.しかし,それだけでは不十分であり,重要なことは,病気によってどのような生活の不自由さがあるのかを理解することである.

たとえば,見当識は,時間,場所,人の順番で障害されるということを学んでも,それが認知症の人にとってどのようなことなのかがわからなければ,認知症の人の看護はできない.夕食に配膳された食事が朝食だと思っていたなら,なぜ食後に就寝の準備をするのかと混乱をまねく.配膳の際に「夕ご飯ですよ」とひと言伝えることで混乱しなくて済むかもしれない.トイレの場所がわからず困っていたときには,トイレまで案内する.しかし,それだけでは不十分である.トイレをす済ませた後,部屋に戻れずに困るであろうことが想像できれば,トイレから出てきたときにさりげなく部屋に案内することができる.そうしたちょっとした配慮が認知症の人の安心につながっていく.

❻ 当たり前のことを当たり前に行う

認知症の看護は特別なことではなく,困っていることをサポートする,苦痛があれば緩和するという,看護者として当たり前のことを当たり前に行うことではないだろうか.認知症の人の訴えを無視しない,軽視しない,話を傾聴する,同じ目線で話す,ペースを合わせるなど,基本的なことであるが,実際はできていないことが多い.いま一度,基本に立ち返って,当たり前のことを当たり前に行う姿勢が求められる.

人へのあたたかい眼差し,やさしい気持ち,慎みの心があれば,おのずとていねいなかかわりになるはずである.

Ⅱ

認知症の中核症状のために起こる本人の困りごと

（執筆：上野優美）

「本人の困りごと」を理解する

　この章のタイトルを「本人の困りごと」としたのには意味がある．

　看護・介護する人の困りごとではなく，「本人」としているところに注目してほしい．認知症の周辺症状は，いまでこそ心理・行動症状（BPSD）と表現されているが，長い間，"問題行動""行動障害"などの言葉で表現されてきた．この言葉の背景にあるのは，BPSDが看護・介護する側の「困りごと」であり，そして，それが無意識に私たちの心にも根を下ろしてきたように思う．

　もう一度，考えてもらいたい．認知症の人に関連した出来事があったとき，困っている人は誰なのだろう．それは認知症の人である．そのことを，ケアする側がしっかりと心に置くこと，そうしないことには本当のケアは始まらないのである．

　それでは，認知症の人は何に困っているのだろうか．認知症の人は，中核症状という目に見えない症状のなかで苦しんでいる．目が見えない人はメガネをかける，耳が不自由な人は補聴器をする，足の不自由な人は杖を使う．こうした人たちの障がいは，何も尋ねなくても理解でき，何を支援すべきかある程度わかる．しかし，認知症の人の症状や生活の障がいは他人からは見えにくく，その苦痛も理解もされにくい．本当に困っているにもかかわらず，それが見えないためにケアする側もどうしたらよいかわからないのである．

　2006（平成18）年10月の認知症の人たちの「本人会議」において，まとめられたアピールがある．そのなかで，「認知症のために何が起こっているのか，どんな気持ちで暮らしているのかわかってほしい」「わたしたちのこころを聴いてください」「どんな支えが必要か，まずはわたしたちに聴いてほしい」「少しの支えがあればできることはたくさんあります」とうたわれている．私たち，ケアする側は，これらの言葉を胸に刻んでいく必要がある．

認知症の人　本人会議アピール

● **本人同士で話し合う場を作りたい**
① 仲間と出会い，話したい．助け合って進みたい．
② わたしたちのいろいろな体験を情報交換したい．
③ 仲間の役に立ち，はげまし合いたい．

● **認知症であることをわかってください**
④ 認知症のために何が起こっているか，どんな気持ちで暮らしているかわかってほしい．
⑤ 認知症を早く診断し，これからのことを一緒にささえてほしい．
⑥ いい薬の開発にお金をかけ，優先度の高い薬が早く必要です．

● **わたしたちのこころを聴いてください**
⑦ わたしはわたしとして生きて行きたい．
⑧ わたしなりの楽しみがある．
⑨ どんな支えが必要か，まずは，わたしたちにきいてほしい．
⑩ 少しの支えがあれば，できることがたくさんあります．
⑪ できないことで，だめだと決めつけないで．

● **自分たちの意向を施策に反映させてほしい**
⑫ あたり前に暮らせるサービスを．
⑬ 自分たちの力を活かして働きつづけ，収入を得る機会がほしい．
⑭ 家族を楽にしてほしい．

● **家族へ**
⑮ わたしたちなりに，家族を支えたいことをわかってほしい．
⑯ 家族に感謝していることを伝えたい．

● **仲間たちへ**
⑰ 暗く深刻にならずに，割り切って．ユーモアも持ちましょう．

2006 年 10 月 17 日
本人会議参加者一同

（公益社団法人　認知症の人と家族の会ウェブサイト．http://www.alzheimer.or.jp/）

（執筆：上野優美）

中核症状による生活障害

　認知症の本来の症状は「中核症状」である．しかしながら，注目されるのは「徘徊」や「妄想」などの BPSD（認知症の行動心理症状）である．中核症状には，記憶障害，見当識障害，実行機能障害などがあり，ひとつでもあれば日常生活に支障をきたす．視力・聴覚などの五感，体力などの身体的な機能は保持されていても，中核症状によって ADL（日常生活動作）や IADL（手段的日常生活動作）が困難になってくるのである．BPSD は，こうした生活の困難さが不安や焦燥となって現れるのであるため，私たちがすべきことは，中核症状による生活障害への支援なのである．図 2-1 と表 2-1 に中核症状を示した．また，各疾患に特徴的な中核症状については，第 I 章を参照してもらいたい．

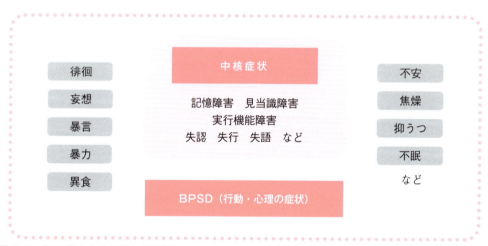

図 2-1　認知症の中核症状と BPSD

表 2-1　中核症状とその例

記憶障害	アルツハイマー病の場合，近時記憶（3～4 分前の記憶）から障害され，やがて長期記憶も障害される．
見当識障害	時間や場所，人の見当がつかなくなる．
失認	感覚機能が損なわれていないにもかかわらず，対象を認識または固定できなくなる．
失行	運動機能が損なわれていないにもかかわらず，動作を遂行する能力が障害される．
実行機能障害	計画を立てる，組織化する，順序立てる，抽象化することが障害される．

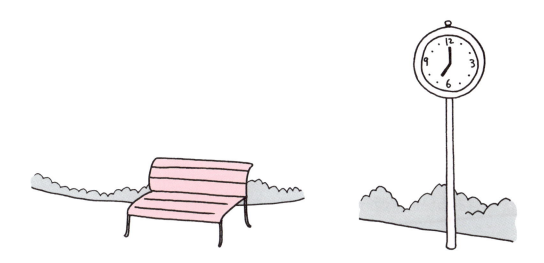

　公園で座る場所を探しているときにベンチが目の前に見えたとしても，それをベンチとして認識できなければ座ることができない．これは失認である．電話のかけ方がわからなくなる．これは失行である．認知症の人にはこうした生活を営むうえでの障がいが出てくるのである．

　私たちは，生まれてからずっと，見たもの，聞いたもの，感じたものを記憶して生きている．そして，その学習や経験を駆使して，私たちは日常生活を行っている．たとえば，時刻を知りたいと思ったら，時計を見ることで何時かを知ることができる．"時計"は時刻を知る道具であることを学習し，記憶しているため，その行動をとれるのである．しかし，時計が何を意味している物なのか，その針が指している数字がどういう意味をもつのかを理解できなければ，時刻を知ることはできないのである．

　中核症状がある認知症の人は，これまでの知識や経験が記憶から抜け落ちる，あるいは，想起することが難しくなる．認知症の人がハサミを見て，「これは何ですか」「どうやって使ったらいいのかわからない」と何度も聞いてくるとき，記憶から「ハサミ」や「ハサミの使い方」が抜け落ちていて，いま目の前にあるものははじめて見るものであり，はじめて使うものになっているのである．あるいは，認知症の人がハサミで食べ物をすくっていたら，「手に持っている銀色のもの」を「スプーン」と間違えている可能性がある．

　私たちが新しいことに挑戦するときには，それまでに得た知識や経験を応用して考えている．たとえば，スマートフォンの新しい機種が出れば，以前に使っていたものを応用して試してみる．そして，壊れない程度にさまざまな機能を試す．また，まったく見たことのない道具であれば，「これは何ですか」と誰かに尋ねたり，使用方法を説明書で確認したりするだろう．しかし，こうした行動も認知症の人には難しくなるのである．

　このように，日常の当たり前のことができなくなることや，思いどおりに行動できないことは，どれほど歯がゆいことだろうか．このような些細な混乱の積み重ねのなかで，つねに不安とともに過ごしているのが，認知症の人なのである．そして，不安が増大することでBPSDの症状が出現してくる．だからこそ，ケアする側は，その人の中核症状からくる生活障害を理解し，その人が困っている原因をひも解いていくことが必要なのである．

（執筆：上野優美）

日常生活行動のなかでの「困りごと」をひも解く

❶ 失禁あるいは排泄行動の失敗がある場合

　認知症の人が失禁をした．あるいは，便器を汚してしまった．
　このとき，私たちはどのように考えるだろうか．「間に合わなかったのね」「座り方が悪かったのね」と，着替えを手伝い，便器を掃除して終わらせるかもしれない．そして，次は失敗をしないように「おむつを使用する」という，自尊心を損うケアをしてしまうかもしれない．

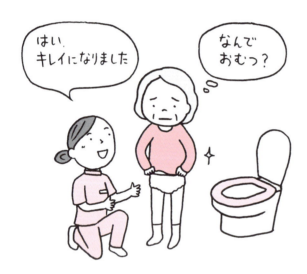

　排泄行動は，尿意を感じる，あるいは，そろそろトイレに行っておこうかと思うところからはじまる．トイレまで移動し，衣服や下着を下ろして便器に座る．そして，排泄終了後，トイレットペーパーで汚れを拭き取り，衣服を整えて水を流す．手を洗いトイレから退室する．
　こうした一連の行動も，中核症状によってスムーズにいかなくなる．記憶障害があると，歩きだしたところで「トイレに行くこと」を忘れ，どこに向かって歩いているのかがわからなくなる．見当識障害があると，トイレまでたどり着くことができない．そして，トイレを探している間に間に合わずに失禁してしまう．これは機能性失禁である．失認があると，トイレを認識できず素通りしてしまう，便器を便器と認識できないなどのことが起こる．失行があると，トイレのドアの開け方や便器への座り方がわからない，ズボンの下ろし方がわからないなどが起こり，空間認知障害があると，便器にうまく座ることができない．

このように，認知症の人の排泄行為がうまくいかない背景には，中核症状による本人の困りごとがあるのである．

　そして，こうした認知症の人の行動は，私たちには理解しがたい行動にみえる．トイレを探している行動が，私たちには，ウロウロと廊下を歩いているようにみえたり，他人の部屋に入っていけば，迷惑行為とみえてしまう可能性もある．単純な行動が，認知機能障害によって複雑な様相を呈して絡み合うため，私たちはその現象をひも解いていくことが必要なのである．

❷ お風呂に入れない・入らない場合

　お風呂に"入れない"ことと"入らないこと"は意味が違う．
　「入れない」のは，入りたいと思っても入れないのであり，「入らない」のは，何らかの理由で入りたくないのである．こうした違いもとらえて，ケアに結びつけることが必要である．

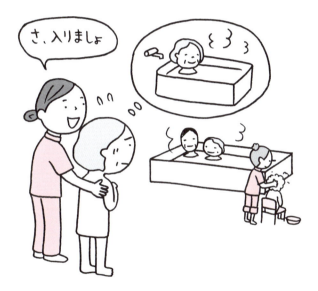

　「入れない」理由としては，実行機能障害によってタオルや着替えなどの入浴準備ができない，失行によって浴槽の入り方やシャワーの使い方がわからない，失認によって浴室を認識できない，そして，見当識障害によって浴室の場所がわからないことなどがあげられる．
　「入らない」理由としては，これまでの生活環境や習慣と違うこともひとつの要因となる．毎日ひとりで寝る前に入浴していた人は，介護者とは一緒に入りたくない，午前中には風呂に入りたくないなどの理由が考えられる．
　不快な体験をしたことも「入りたくない」理由になる．知らない人に裸にされた，お湯が熱かった，風呂の後に風邪をひいたなど，そのエピソードは忘れたとしても，「お風呂が嫌だった」という感情が残り，それが「入りたくない」行動につながっている場合もある．

❸ 買い物ができなくなった場合

　買い物も日常生活の大切な行動である．買い物ができなければ，自分の必要とするものが手に入らない．夕食の買い物をする過程をみると，献立を考える，必要な食材，たとえば，豚肉と生姜を買おうと決める．そして，財布と買い物袋を持って店に行く．食材を選んでレジに行き，お金を支払う．

　記憶障害があると，店に向かっている間に，何をしにどこに向かっているのかわからなくなる．時間の見当識障害があると，店の開いていない時間に行ってしまうかもしれない．場所の見当識障害があれば，店を素通りしてしまうなどのことが起こりうる．店に着いた時には，買う物を思い出せずいつも買う物を手に取るため，家に同じ物がいくつもある状況になる．また，お金の計算ができなければ，レジでの支払いが困難になる．

　認知症の人の財布には，小銭ばかりがたまっていくことがある．それは，お金の計算が苦手になり，レジで大きいお金（お札）ばかりを出してしまうことで起こる．

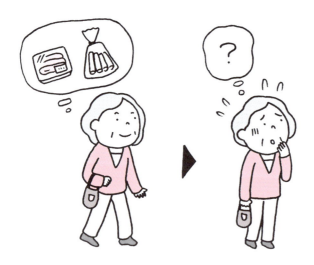

　こうした行動を介護者側からみると，「豚肉と生姜を買いに行ったのではないの？」「なぜ納豆ばかり10個もあるの？」「なぜ小銭ばかりが増えているの？」などの疑問になる．しかし，本当に欲しい物は手に入らず，支払いに手間取り焦ってしまうなど，認知症の人はとても困っているのである．

❹「帰りたい」と歩き回る場合

「帰りたい」と言われたとき，単純にBPSDの「帰宅願望」や「夕暮れ症候群」という言葉で片づけてはいないだろうか．「帰りたい」の背景には，「居心地の悪さ」や「どこかに行く目的」がある場合が多い．

たとえば，私たちが旅行に行くとする．宿に着くと，自分の荷物を置き，上着を掛け，腕時計を身近な場所に置くなど，自分なりに環境を整える．こうした行動は，居心地が良いように無意識にしている行動である．また，知り合いの家に泊まりに行くと，食事の後片づけや布団を敷くなど，少しでも何かを手伝おうとする．それは，何か役割を果たすことで，「そこに居ていい」という安心感，やはり，居心地の良さを求めている行動なのである．

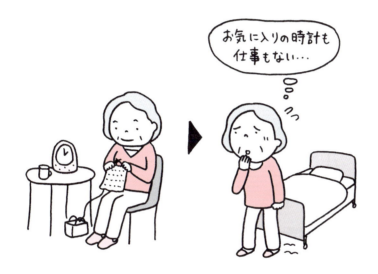

記憶障害があると，入院あるいは入所したことは記憶から消えてしまう．知らない場所で知らない人たちに囲まれて，自分の私物もなく，役割もなければとても居心地が悪い．「帰りたい」の言葉の裏には，「私はどうしたいいの？」という不安が見え隠れしている．こうした人に私たちがすべきケアは，居心地の良さを提供することである．親しみのあるかかわり，本人の馴染みの物を置く，簡単な仕事を依頼するなどのケアは，居心地の良さ，安心につながっていく．

目的がある「帰りたい」の場合は，自宅に子どもがいる，大切なペットがいる，財布が見当たらないなど，大切なもののために「帰りたい」と訴えていることもある．帰りたい理由を聞いてみると，「子どもがおなかを空かせているのよ」と，子育て中の母親を生きている場合もある．小さな子どもを心配して帰りたくなるのは当然である．また，財布がないことは人を不安にさせる．私たちも財布を持たずに外出したら不安になるだろう．認知症の人も同じである．認知症だからお財布は持たせないという対応は，余計に認知症の人の不安を強くしてしまいがちである．大事な財布がそばにあり，最小限のお金が入っているだけで安心することもある．

❺ 食事を食べない・食べられない場合

　中核症状でも，食事を食べない・食べられない状態が起こるが，まず視覚・視力を確認してほしい．白内障がある高齢者は，白い茶碗に米飯が入っていても見えにくい．また，脳の病変によっては，視覚狭窄や空間認知障害などが起こっている可能性もある．こうした障がいのために，食べ物が見えないことや，箸やスプーンで食べ物を取れなくなることがある．これらを確認したうえでも，食べない・食べられない現象がある場合には，認知症の中核症状からも確認する必要がある．

　失認により，食事を目の前に置いても，箸で近くに持っていっても，「食べ物」と認識できないことがある．どれから食べたらよいかわからず食べられない場合もある．時間の見当識障害で食事の時間を認識できない，失行で箸の使い方がわからないなどの場合もある．

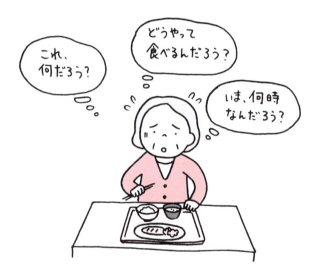

　これまでの生活リズム（食事の時間など）や生活習慣にできるだけ合わせていくことも必要である．人にはそれぞれ自分なりの習慣がある．食事前は必ずトイレを済ませ手を洗う，机を布巾で拭いてから配膳するなど，食事をする前の準備にも習慣がある．朝食と昼食を合わせて10時頃に食べる人もいるし，どんぶりご飯が好きで，おかずをご飯の上に乗せる人もいる．ある認知症の人は，デイルームで椅子に座って配膳しても食事に手を付けなかった．そこで，自宅と同じように自室に畳と座卓を用意し配膳すると，ひとりで食事をすることができた．この人は，生活スタイルの違いで食事がとれなかったのである．

　体調も食行動に大きな影響を及ぼす．便秘や発熱，痛みなどがあると，私たちであっても食欲は低下する．認知症の人は失語により，自分の体調や思いを上手に表現することが困難になるため，私たちはつねに健康状態を確認していく必要がある．

　また，心理的な背景も考えられる．何か心配なことや気になることがあり，食事をとる気分になっていないこともある．その場合は，まずその不安を改善することが必要になる．

中核症状や困りごとは
本当にみえないか？

（執筆：上野優美）

　症状は本当にみえないか……　実は"そんなことはない"ということは，これまでの内容でご理解いただいたと思う．認知症の人の表情や少しの言葉や行動，そして，過去から現在までの時間的な状況，身体的な苦痛など，至るところを細やかに，そして，全体的にみていくと，その思いや伝えたいことを理解できる．

　たとえば，失語があり，「向こうから」「そこにね」「先生が良くしてくれる」「赤いの……」と，脈絡のない発語があったとする．一見脈絡がない発語に思えても，その人の生活背景やいまの状況を考えながら，オウム返しや簡単な質問を加えながら聞いていくと，言わんとすることがみえてくる．「先生が良くしてくれる」に対して「良い先生ですね」と答えたり，「向こうから」に対して「向こうから何か来るのですね．何が来るのかしら」と問うたりしていくと，ばらばらだった言葉が意味をなしてくる．「向こうから来るのは娘さんの赤い車で，病院に連れて行ってくれたこと，とても良い先生で安心した」というエピソードが浮かび上がるのである．

　それでもみえない場合は，本人のそばで5分でもよいので一緒にその場を過ごしてみてほしい．何も話さず，その状況に身をゆだねてみる．そうすると，その人がその場でどんな刺激を受けていて，どのように過ごしているのかを感じることができる．ある認知症の人が突然大声を出し，慌てて駆け寄った看護師に触るなと言わんばかりに拳を振り上げた．大声で呼ばれていると思って駆けつけた看護師は，何が起こったのかわからず，拒否されたと感じていた．しかし，しばらくそばに座っていると，その人はつねに大声を出しているわけではなかった．ベッドで側臥位になり体を丸めている．目をつむり徐々に眉間にしわが寄ってくる．顔や体にぎゅっと力が入った後，「うわー」と大きな声をあげた．この人は，周期的に来る痛みに耐えかねて，声を出していたのである．この人に必要なのは鎮静薬ではなく痛み止めであり，必要なケアは疼痛コントロールなのである．

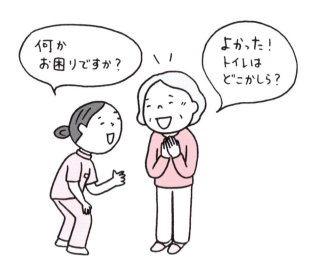

　このように，中核症状や困りごとは，ケアする側が「みよう」としていれば，みえてくるものである．認知症の症状を理解し，その人のヒストリー(過去)やストーリー(最近の出来事)，そして環境，身体的な苦痛など，さまざまな要因を合わせみるところに，そのひもを解くカギが隠れているのである．そのひも解きをしながら，本人に「何かお困りですか」と声をかけてみよう．そうすると認知症の人はほっとして，何かあらたなサインをくれるはずである．中島[1]は，「援助者は，いつも当事者と協働する"パートナー"としてそこに"居る"，そこで助けられる自分の出番を"待つ"人である」と述べている．私たちケアする者は，認知症の人の良きパートナーとなるべく，認知症の人の理解を深め，困りごとを一緒にひも解いていくこと，そして，認知症の人のできないところをカバーしつつ，できる力をいかしたケアをしていくこと，それが，「本人会議アピール」(p37)にもある思いに応えることではないかと考える．

Ⅲ

認知症の人の
情報収集と
アセスメント

環境の変化と認知症の人

（執筆：梅原里実）

住環境が急激に変化すると，記憶障害や見当識障害のある認知症の人は，場所や時間の感覚を狂わされ，それが大きな不安要因となり混乱をまねく．また，認知症の人は身体疾患の治療に伴う医療行為の必要性を記憶にとどめ理解することができないため，たとえば，「トイレに行きたい」「おなかが空いた」などのニーズが生じてもその欲求を周囲にうまく伝えられず，理解しがたい行動をとる場合がある．また，病院での療養生活環境は，認知症の人の普段の生活とは異なり，混乱につながりやすい．しかし，認知症によって生じる症状を正しく理解し，生活をするうえでの障害と程度を知ることができれば，看護の方向性が明確になる．その人が発揮できるもてる力をみる視点があれば，看護師のアセスメントにもとづいた援助によって，障害や混乱を最小にすることは可能である．

この章では，入院から退院の経過のなかで生じる，療養生活をするうえでの支障を認知症の人の視点で概観し，必要な情報に加えて，認知症の人の看護特有のおさえておくべき大切なポイントについて解説する．

COLUMN　アセスメントとは

アセスメントは，ニーズ（生活の課題）を把握するために，情報を収集してその情報を分析し，個々のニーズを適切なケアサービス（自立支援）につなげるためのツールである．情報は，①本人や家族から，②生活場面から，③同僚や他の専門職から得る（口頭や記録）．そして，①身体面，精神・心理面，社会（環境）面からニーズを探ること，②本人のできることに着目することを視点の方向性の基本として分析する．

また，アセスメントは事務的に行うのではなく，対象との信頼関係（ラポール）を築きながら実施する．また，ニーズ（生活の課題；専門職が客観的な基準に照らして，判断した援助の必要性）とデザイア（思い，願い，欲求）の違いも認識しておかなければならない．

（執筆：梅原里実）

入院時のアセスメント

❶ 必要な情報

①入院時の状況 ——認知症の人の視点から

　認知症の人が入院する場合，救急外来で医療者から口早に病気や治療について説明され，「よろしいですか」「おわかりになりましたか」という質問に促されるまま，「はい」と返答したりうなずいたりする．理解できないために返事をしないでいると，付き添っている家族に「入院するんだって」「○○の病気で入院して治療しないとたいへんなことになるから入院してね」「とにかく入院して元気になってね」と懇願されたり促されたりする．

　そのような状況のなかで，家族が本人に代わり，代理人として入院に同意したとみなされる．あるいは，家族に説明されただけで本人へ説明もなく，外来から病室へ家族とともに移動する．その移動方法は車椅子やストレッチャーである．

　外来から続く廊下を進んでエレベーターに乗り，いくつもの角を曲がると，ようやく入院病棟に到着する．同時に，病棟の看護師たち数人に自己紹介や挨拶をされ，それまで着ていた服から病衣に更衣し，見慣れない部屋のベッドに横になるように言われる．その後，点滴や酸素吸入，吸引などの医療行為が実施されるなか，病室まで付き添っていた家族がいつの間にかいなくなり，これまで見たことがないナースコールを手に握っている．気分がすぐれないため家族の姿を探すが，そばにいない．「おーい，▽○ちゃん」と呼んでみるが，誰も来ない．家族に来てほしくて「助けて」「おーい」と何度も叫ぶ．

　その後，「看護師です」と言う見知らぬ女性が来たが，何か口早に話をしたらバタバタとすぐに出て行った．ふと気がつくと，なんとなく熱っぽく体が鉛のように重たく感じ，ますます不安になり早く家に帰ろうと出口を探しているが，出口がわからない．「家に帰るから」と話すと，「いまは帰れませんよ」と言われベッドに戻された．家に帰れないことなんてあるはずがないと不安感が高じてイライラしてきた．一刻も早く家族の待つ家に帰りたいと思い，慌ててベッドから降りたとたんに足がもつれて床に倒れてしまった．起き上がろうとしてもうまく起き上がれない．そのうちに，「どうしたんですか」「大丈夫ですか」と声をかけられ，数人でベッドに運ばれた．医師だという男性にあちこち体を触られ，「骨折はないから安静にしてください」「動かないでください」と強い口調で言われた．わけがわからず，ますます混乱してしまった．

　——認知症の人の入院時には，少なからずこのような状況にいることを知り，看護にあたる姿勢が必要である．

② 治療方針の理解 ——認知症の人がどのように理解しているか

　入院時に必要な情報を速やかに収集し，数日間の看護を展開する方針を立て，ケア計画を実施する必要がある．そのためにはまず，入院となった身体疾患の状態や症状，治療の内容について情報を得る必要がある．また，認知症の人が，病名や治療の内容，入院することをどのように理解しているのか，理解はできなくても受け答えができるのか，自覚している身体の変化やつらさなどの情報を得る．

③ 認知機能の状態と日常生活への支障の程度

　認知症の診断の有無に加え，特徴的な症状である記憶障害や見当識障害，実行機能障害，失認，失行などの認知機能の状態がわかるエピソードや事実を観察する必要がある．認知機能の状態は，質問式や観察式の評価スケールを活用することで客観視できる．

　また，日常生活への支障の有無については，身体疾患や治療，認知機能の状態と合わせて，食事，排泄，身支度，移動などは自立しているのか，介助が必要なのか，その場合はどの程度なのかについて情報収集する．また，失語や喚語困難の有無，言語メッセージ以外に非言語メッセージなどを用いて相手の話を理解した反応ができるかなど，コミュニケーションに関する情報も重要となる．

④ 入院前の暮らしやその人を知るための情報

　認知症の人の生活歴や人生史には，看護をするうえでのヒントが隠されていることが多い．家族やその人のことをよく知る人から，家族構成だけでなく，その関係性，入院前の日常生活のパターン，これまでの職業や社会とのつながりなどに加え，大切にしていたモノやコト，習慣などの情報があると看護ケアに活用できる．

❷ 看護のポイント

- 入院することにより，環境が大きく変化するため，環境に適応できるようケアが必要となる．この場合の環境とは，物理的，運営的，人的，社会的環境を指す（図 3-1）
- 認知機能の障害を補い，身体疾患の治療が受け入れられるよう整える
- 認知機能の低下をさらに悪化させないよう，日常生活リズムを整える
- 医療チームで情報を共有し，生活するうえでの障害を支援する
- ケアを行う際は，つねに認知症の人の意思を確認し，尊厳の保持に努める
- 身体疾患の治療に伴い，身体拘束をどうしても実施する場合は，「身体拘束例外3原則」（COLUMN を参照）を十分に検討する．また，毎日アセスメントを行い，弊害を認める場合は速やかに解除する

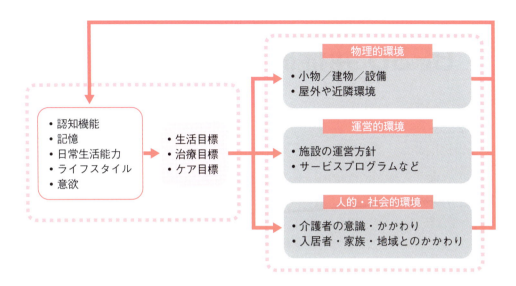

図 3-1 認知症の人にとっての多面的な環境
(児玉桂子,他：認知症高齢者に配慮した施設環境づくり実践マニュアル．日本社会事業大学＋ケアと環境研究会，2010．を参考に作成)

> **COLUMN 身体拘束例外3原則**
>
> 　身体拘束の3つの要件「①切迫性」「②一時性」「③非代替性」について検討し，3つの要件を満たす状態であることを確認する．とくに③非代替性については，他に方法がないかを多方面から検討するためにも多職種を交え，どうしても身体拘束をしなければならない必要性と根拠，用いる身体拘束用具と使用時間などをチーム内で検討する必要がある．そして，必要がなくなれば速やかに解除する．
> ❶切迫性：本人または他の利用者などの生命または身体が危険にさらされる可能性が著しく高いこと
> ❷一時性：身体拘束その他の行動制限が一時的なものであること
> ❸非代替性：身体拘束その他の行動制限を行う以外に代替する方法がないこと

3

（執筆：梅原里実）

BPSD 発症時のアセスメント

　認知症の行動・心理症状（BPSD）については第Ⅰ章で解説した.

　身体疾患の治療による入院は，環境の変化や身体の不調を伴うため，BPSD を発症しやすい状態をまねく.また，認知症の人は，自分の身体的不調や心理的な不安，緊張をうまく伝えられないため，言葉で表現できないことを理解したうえでの看護が必要となる.したがって看護師は，自らが環境として大きな要因となることを十分に理解して対応するとともに，BPSD 発症の要因となる情報を収集し，予防に努める必要がある.また，発症した場合はできるだけ早期に症状の緩和を図る.

> **COLUMN** 認知症の行動・心理症状（BPSD）
>
> 　認知症の行動・心理症状（BPSD）には，行動症状である無目的に歩き回る，介護へ抵抗する，大きな声をあげる，物を集めるなどの症状や，心理症状である興奮・不安・焦燥・うつ・不眠・幻覚・妄想などの症状がある.
>
> 　認知症の人の性格が変わったり，認知症の病状が悪化したりしたのではなく，認知症で必ずみられる中核症状である記憶障害，実行機能障害，失行，失認，失語などの認知機能障害を基盤に，寂しさ，怒り，騒音，体調不良，暑・寒，心配事，喪失感など，環境の変化や身体的苦痛などのさまざまなストレスが重なって発症したものである（図3-2）.
>
> 　認知症の行動・心理症状（BPSD）については第Ⅰ章（p13）も参照のこと.

---

❶ 必要な情報

　前述したように，BPSD は環境の変化によるストレスや混乱，身体の不調などが要因となるため，ケアを行う者が，認知症の人の人柄や価値観などの情報を知る必要がある.たとえば，認知症の人は，入院治療の必要性を説明されても，記憶障害や理解力や判断力の障害により，そのことを記憶として保管できず，説明を受けたこと自体さえも覚えていない.したがって，気づくと，見たことがない場所で見知らぬ人に囲まれていることになる.しかし，自分がなぜそこにいるのかを教えてくれ，やさしく声をかけてくれる人の存在があり，いつも自分が行っていた活動や見慣れたものがそばにあれば，不安な気持ちやイライラ感は和らぎ，次第にその環境に馴染んでいくことができる.また，認知症の人は新たな記憶を保管することが苦手で

3 | BPSD 発症時のアセスメント

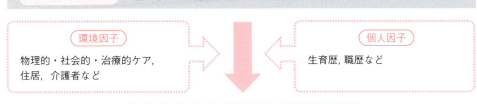

図 3-2　BPSD 発症の因子と症状
(山口晴保：紙とペンでできる認知症診療術笑顔で生活を支えよう．p102，協同医書出版社，2016 を参考に作成)

あるが，手続き記憶や遠隔記憶を想起することは可能である．生まれ育った土地や幼い頃の思い出，これまでの仕事や生活習慣，興味をもって取り組んできたことを知ったうえでケアを行うことは，認知症の人自身の自信を取り戻すきっかけとなる．

したがって，認知症の人のことを最もよく知る家族，あるいはケアマネジャー，ヘルパー，福祉課職員，民生委員などから，可能なかぎり情報を得ていく．どうしても情報を得られない場合は，認知症の人の言動や行動，表情，目の動き，身振りや手振りなどを療養生活のなかで観察し，そこから読み取れる心理的なニーズの把握に努める．つまり，その人を知ろうとする行動が寄り添うケアとなる．

入院前の情報として，次のようなことを知っておくとよい．

① 1日の日課や習慣，楽しみにしていたこと

起床から入眠するまでのおもな生活パターンを知っておきたい．たとえば，起床時刻と入眠時刻，夜間の中途覚醒やその理由，日中の過ごし方や毎日行っていた習慣などである．また，新聞や散歩，庭の花の手入れや買い物，仏壇への焼香，近所の人とのおしゃべり，食事時刻と内容，デイサービスに行っている場合はサービス内容なども得るとよい．

② 家庭や社会での役割

家庭では，認知症になっても家族としての役割がある．たとえば，親としての役割や夫，妻としての役割である．また，認知症であっても，留守番や掃除，洗濯物をたたむこと，新聞を取り入れることは，過去の習慣により手続き記憶として保持されていることが多い．さらに，過去の職業や地域での活動，ボランティア活動なども含まれる．

③ 笑顔になるとき

人が笑顔になるのは，うれしいとき，楽しいとき，幸せを感じるときである．認知症の人は，緊張や焦燥がなく，ゆったりとした時間のなかでは自然と笑顔になる．たとえば，昔のなつかしい写真や赤ちゃんの写真を見る，好みの食べ物や飲み物を口にする，ペットに触れたり写真を見たりするなどがそうである．

④ 最近の呼び名

「○○さん」と呼ばれて返事をしない認知症の人も，いつも呼ばれていた名前や愛称で呼ばれると「はい」と返事をする場合がある．コミュニケーションの際に役立つ．

⑤ 生まれ育った土地

生まれ育った故郷や懐かしい土地の話題は，過去を回想することができる．たとえば，その土地特有の方言や祭り，名所や旧跡，特産品，子どもの頃の懐かしい思い出などの話題につなげて，会話を楽しむきっかけとなる．また，懐かしいと感じた時間は，その時に嗅いだ香りや味覚，手触り，味覚，その時に聞いた声や言葉など，五感を通して蘇る．

⑥ こだわりや関心事

人にとってのこだわりとは「心が何かにとらわれること」である．また，関心事とは「とくに興味を惹かれている，気にかけている事柄」のことである．その内容を入院生活に取り入れて過ごせるよう情報を得る．

⑦ 気になることや心配なこと

心配なことや気がかりなことがあると，意識や注意を集中できない．たとえば，「自宅に子どもがいるので食事を作りに帰る」「息子が心配するから」「夫が待っているから」などの表現は，認知症の人のこれまでの人生史を彩る出来事に関連している．その人の気持ちに寄り添う手がかりとなる．

⑧馴染みのある物

いつも使用していた古くからの所持品や愛用品のように，そばにあることが当たり前のものがないと，落ち着かなくなる．その人にとって愛着がある品物が手元にあれば，見たことがない空間も，馴染みのものが存在する落ち着ける空間となり，不安な気持ちを和らげるための物理的環境を整える道具となる．

❷ 看護のポイント

- BPSD であるかを見極める

問題となる行動が本当に BPSD かどうかをまずアセスメントする．身体疾患に起因して認知機能が低下する場合があり，疾患の治療が遅延することを避けるためである．また，抗精神病薬の作用と副作用により，動きたくても動けなくなっている可能性もある．

- その行動が，生活するうえでどのような問題になっているかをアセスメントする
- 要因を可能なかぎり速やかに取り除き，多様な選択肢をアセスメントし，BPSD の改善や悪化予防を目的としたアプローチの方法を検討する
- アプローチしたときの反応をアセスメントする
- 認知症の進行をふまえた予防的視点でアセスメントする

退院時のアセスメント

（執筆：梅原里実）

入院治療中の臥床安静や活動制限により ADL が低下している場合がある．認知症の重症度や周辺症状，服薬の状況，居宅での家族構成などの多くの要因によって退院先が決定する．したがって，治療を終えた認知症の人の退院先は，もともと暮らしていた場所である場合と，そうでない場合がある．どちらの場合でも，可能なかぎり認知症の人の意思を確認し，退院先を決定することが基本である．したがって，看護師は退院支援のプロセスを踏みながら，どのような療養場所であろうともその人の個が尊重され，認知機能障害がありながらも豊かに暮らしていけるように退院調整をすることを目標とする．

各病棟に配属されている退院調整看護師，サービス担当者会議やケアカンファレンスに参加する多職種と連携を図るためにも，次の 2 点を中心に言語化することが，その後の暮らしを支えるうえで重要となる．

- 認知症の人の退院後の生活を具体的に描くこと
- 健康上のニーズを明確にし，その人が望む暮らしができること

また，生活する場に戻る環境づくりを進めるにあたっては，認知症の人とその家族が介護サービスなどの社会資源に関して十分な知識をもっていないこともふまえたうえで，サービス担当者が連携して支援し，適切なサービスに結びつけられるよう，ケアマネジメントの視点をもつ必要がある．

❶ 必要な情報

退院までに，次のような情報を把握しておく．

- 認知症の人とその家族の退院に向けた思い
- ADL と IADL
- 認知症の進行に伴って今後起こりうる生活上の課題
- 退院後に必要な医療やケア
  - リハビリテーション，栄養指導，点滴・酸素吸入，褥瘡処置など
- 必要な介護サービスの利用，および入院前の利用状況
- 介護家族の情報
  - 健康状態，介護に対する考え方，経済状態，介護への協力者，家族構成，および関係性な

ど

- 退院先の環境で生活をするうえでの安全性の確保
- 認知症の治療や家族看護の継続の必要性
- 地域におけるインフォーマルなサービスの実際

❷ 看護のポイント

- 認知症の人のニーズを尊重する
  - ・認知症の人が自身のニーズを表出することは，言語障害を伴う失語がある場合もあり，困難を要する．したがって，信頼関係を構築しながらニーズを把握することに時間をかける
  - ・その人の生活歴や人生史，あるいは価値観などを手がかりにして，ニーズを把握する
  - ・同じくニーズをもつ家族との合意形成を図る
- 治療継続の体制を整備する
  - ・通院しやすい距離で，認知症の人と信頼関係を構築できている医療機関を選択する
  - ・外来受診による治療継続の必要性について，家族を交えて説明する
  - ・認知症の人の症状と対応方法について，外来や他院と情報を共有する
- 患者および介護家族の孤立を避ける
  - ・認知症の症状に「引きこもり」がある．あるいは，老人性「うつ」を併発することもある．その場合，社会的な接触を避ける傾向になり，生活の状況をまったくつかめなくなることがある．さらに，介護家族は他人に迷惑をかけられないと思い，誰にも相談することなく自宅に引きこもる場合もある．このような状況を避け，身体的変化の早期発見や介護負担の軽減を図らなければならない
- 在宅支援チームと連携する
  - ・情報の共有(身体合併症，認知症の症状と重症度，治療内容，ADL，介護の状況，生活するうえでの課題など)を図る
  - ・地域におけるフォーマルなサービスの有無を確認する(とくに，一人暮らしや老々介護，認々介護の家族の場合)
  - ・住み慣れた地域にある社会資源を把握し，活用につなげる

おわりに

　認知症の人の視点で，入院時から起こる出来事をとらえ，看護師として必要な情報とおさえておくべき大切なポイントについて述べた．どのシーンでも忘れてはならないのは，得られた情報をもとにていねいなアセスメントを行うことである．

　認知症の人の個々のニーズを知ろうとするなかでしか得られない貴重な情報は，次のように認知症の人と介護者にとって役立つものとなりうる．

- ● 認知症の特性に応じた生活への援助のヒントとなる
- ● 初期から終末期までの認知症の進行をふまえた対応につながる
- ● その人のもてる力を知る手がかりとなる
- ● 希望する暮らし方を支える前提となる

IV

認知症の人への
看護

実践事例

事例 1 （執筆：鳥山美鈴）

「帰りたい」というAさん

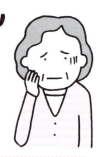

Point

- 「帰りたい」と思う背景をアセスメントする
- 疼痛の表現方法を把握し，適切な疼痛緩和を行う
- Aさんの力を発揮でき，見当識を支援する環境づくりを行う

事例紹介

Aさん（82歳，女性）は自宅で転倒し，右足の疼痛のため緊急入院した．検査の結果，右大腿部頸部骨折と診断され，手術までの5日間，介達牽引を行った．そのため床上安静が必要であったが，「家に帰りたい」と上半身を起こすような行動がみられた．人工骨頭置換術の術後3日目には「お父さんは？」「家に帰らせてください」と言い，右足をさすりながらベッドサイドに立つなどの行動がみられた．そのため，Aさんはナースステーションで見守りを受ける日が続いていた．

情報収集とアセスメント

❶ 既往歴や使用薬剤

[既往] 子宮筋腫で手術を受けている（40歳代）．
[使用薬剤] 解熱鎮痛薬（アセトアミノフェン）．抗認知症薬の服用歴はない．
[臨時薬剤] 疼痛時頓服としてロキソプロフェン

❷ 認知症の診断と認知機能障害

[診断] アルツハイマー型認知症（FAST5）（5年前に診断）．定期的な受診はなかった．
入院当日より「ここはどこですか」と不安そうな表情で尋ねる．また，看護師に「あら，お久

しぶり，ご主人はお元気ですか」と話す．

>> アセスメント

記憶障害や見当識障害があることで，なぜここにいるのか，ここがどこなのかを理解することが困難であり，不安を感じている可能性がある．また，急な環境の変化，周囲の知らない人の存在により，さらなる混乱をまねく可能性がある．

❸ 認知機能障害による生活の困難さ

[食事] 自分で食べることはできるが，配膳しても蓋を開けようとしない．看護師が蓋を開けると，「いただいてもよろしいでしょうか……　私，何もしていないのに」と遠慮がちに話したり，「忙しそうね．働いているあなたが食べて」と食事を差し出したりした．また，食後には，「これくらいしないと罰があたってしまうわ」とおしぼりで食器を拭き取る様子もみられた．

[排泄] 尿意や便意はあり，排泄は自立．介達牽引時は膀胱留置カテーテルが挿入されていたが，頻繁に尿意を訴えた．術後3日目に膀胱留置カテーテルが抜去となり，介助によってトイレでの排泄が可能になった．

[更衣] 袖に腕を通すことやボタンをかけることができない．

[活動] 歩行は自立しているが，介達牽引時は床上安静を強いられていた．術後は，リハビリテーションが開始された．

[コミュニケーション] その場のコミュニケーションは可能である．「帰りたい」など意思を伝えることができる．

>> アセスメント

入院していることやその理由も曖昧な状況のなかで，出された食事を食べてよいのか，周囲の人たちに気をつかう状況は心労につながると考える．そのような環境は，Ａさんにとって居心地が良くない．

また，膀胱留置カテーテルが挿入されていることや，それが何を意味するのかを理解することが困難である．術後も，尿意があれば自分でトイレに行こうとすることが予測される．そのため，転倒のリスクが高まる可能性や，術後の経過に影響を及ぼす可能性がある。居心地の良い環境を提供しつつ，順調に回復でき，退院し自宅での生活が継続できるように支援する必要がある．

❹ 身体的な苦痛や不快感

バイタルサインは安定している．手術に伴う合併症もなく，術後の経過は良好である．受傷後より「足が痛い」と訴えていた．介達牽引開始後は，疼痛を訴えることはなかったが，「誰か来てください」と病室から人を呼ぶことがあった．ナースコールで看護師を呼ぶことはなく，訪室時に「ああ，よかった．助けてください」と慌てている言動がみられ，「トイレに行きたいです」「家に帰りたいのですが，足が痛くて動けないんです」などと話した．術後1日目よりリハビリが開始され，ベッドサイドでの訓練中に「困っちゃったね，立てなくなりました」「どうしてこんなに痛むのでしょうね」と右足をさすりながら顔をしかめていた．

Ⅳ　認知症の人への看護　実践実例

》アセスメント

　介達牽引によって身動きができないことで不安や混乱を生じていた可能性がある．ナースコールの使い方がわからず，ニーズをタイムリーに他者に伝えることが困難である．手術を受けた認識がなく，右足の疼痛の原因がわからず，不安や混乱が増強する可能性がある．疼痛が緩和されないことによりせん妄を起こす可能性もある．とくに「帰りたい」というAさんにとって，せん妄を発症することなく入院生活を過ごせるようにする必要がある．

❺ 生活背景

　夫，娘夫婦と同居している．娘夫婦が1階で自営店を営んでいる．Aさんは専業主婦で時々店の手伝いをしていたが，認知症の診断を受けてから，夫の意向で店に出ることはなくなった．
　Aさんは温和な性格で，娘によると「母はお嬢様育ちじゃないのにお上品な性格」とのことだった．夫婦喧嘩はなかったが，夫の機嫌が悪いときには言葉少なくだまっていたそうである．自営店を手伝っていた頃は，店先で近所の人や客と談笑することもあったが，次第に口数は減少していった．

》アセスメント

　Aさんの温和な性格や他者へのていねいな接し方は入院後も保たれている．認知症になってから，外出の機会や家族以外の人とのかかわりが減少している．家族の面会時には楽しく過ごせる時間をつくることが必要である．

❻ 環境

　Aさんは外科病棟に入院している．入院から術後2日目までは個室で過ごし，3日目に4人部屋に転室した．転室後，「家に帰ります」とベッドサイドに立つことが続き，病棟看護師は転倒予防のため，Aさんをナースステーション内で見守ることにした．Aさんはナースステーション内で行き交う看護師を見つめていたが，次第にあたりをキョロキョロと見まわすようになり，「お父さん，どこにいますか」と夫を呼びながら立ち上がるようになった．そのたびに看護師から座るように諭されることが繰り返された．
　また，食事中も「お金も持っていませんし，家に帰ってからいただきますから」と離席するようになったため，食事時間もナースステーション内で見守られた．Aさんは夫の面会中は穏やかに過ごしていたが，面会を終えるとしばらくして落ち着かなくなり，病室から夫を呼び続けるため，病棟看護師はAさんをナースステーションで見守ることが多くなった．

》アセスメント

　Aさんは4人部屋に転室後，見知らぬ患者と同室で過ごすことになり，環境の変化に戸惑ったと考える．さらに，転倒予防のためにAさんをナースステーションで見守る対応は，その戸惑いを増長させた要因となり，「帰りたい」という思いを生じさせたと考える．

事例 **1** 「帰りたい」というAさん

① **既往歴や使用薬剤**
右大腿部頸部骨折で入院．抗認知症薬は服用せず，鎮痛薬のみ服用．40歳代に子宮筋腫にて手術

② **認知症の診断と認知機能障害**
アルツハイマー型認知症（FAST5），記憶障害や見当識障害がある．

③ **認知機能害による生活の困難さ**
気をつかって出された食事を遠慮している．

④ **身体的な苦痛や不快感**
術後の経過は良好であるが，右足の痛みを訴え，顔をしかめながらさすっている．

⑤ **生活背景**
外出の機会や家族以外の人とのかかわりが減少し，口数も少なくなっている．外出機会が少ない．排泄は自立

⑥ **環境**
転倒予防，食事中の離席対策のために，ナースステーションで"見守り"を受けている．

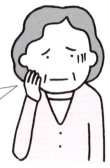

"「帰りたい」というAさん"のアセスメント

　Aさんは5年前にアルツハイマー型認知症と診断されたが，定期的な受診はしていなかった．記憶障害や見当識障害により，入院していることや手術をしたことを認識することが困難である．安心できる家族の存在もなく，不安や困惑が増強している可能性がある．

　また，病室の移動などによる度重なる環境の変化は，Aさんに混乱を生じさせる．理由も状況もわからず家ではない場所にいなければならないAさんが「家に帰りたい」と訴えるのは自然なことである．Aさんの思いに寄り添いながら安心して過ごせる環境をつくり，せん妄などを発症することなく順調に回復できるよう支援する必要がある．

Ⅳ　認知症の人への看護　実践実例

看護の実際と結果

目　標
❶ 孤独や不安感を感じさせない環境のもと，穏やかに過ごすことができる
❷ 疼痛がコントロールされ，安楽な入院生活を送ることができる
❸ もっている力を発揮でき，日常生活を送ることができる

目標1の具体策

- Aさんのケアは受け持ち看護師が中心に行う．「今日の担当は○○です」と表示した紙をAさんの視界に入るよう掲示し，訪室時には毎回自己紹介を行う
- 家族面会が処置やリハビリテーションと重ならないようスケジュールを調整する．Aさんが「帰りたい」と思う理由を家族に伝え，Aさんの話に耳を傾けてもらうよう伝える

　受け持ち看護師を見たAさんから，「また来てくれたのね」と安堵する言葉が聞かれるようになった．また，掲示された受け持ち看護師の名前を見て「あなたが○○さん？」と確認することもあり，繰り返し自己紹介する受け持ち看護師との会話も増えていった．

　夫は，Aさんの状態について「いや，何をやっても変わりませんよ」と話していたが，Aさんと受け持ち看護師が談笑している姿を見て，「Aはあんなにおしゃべりするやつだったかな」とつぶやくようになった．また，「早く帰れるよう頑張るんだよ」とうなずきながらAさんの話を聞くようになっていった．

目標2の具体策

- リハビリテーション間に服薬することで，疼痛による苦痛を感じないようにする
- 過去に受けた腹部手術を例に出し，「足を骨折し，手術をしました」と病状を説明する
- ナースステーションではなく病室内で見守り，立ち上がる際には，止めるのではなく，何をしたいのかをまずは尋ねる

　Aさんはリハビリテーション中やその後に右足の疼痛があり苦痛を生じていたため，あらかじめ頓服薬（ロキソプロフェン）の服用を促した．リハビリテーション後に疼痛が増悪することなくベッドで休息できるようになり，単独での離床は減少していった．

　病状についても，"手術をした経験"の記憶が保たれていたことから，簡単な言葉で繰り返し説明することで「そうだったのね．手術ってたいへんなのよ」と納得する姿がみられた．

　病棟看護師はナースステーションでの見守りを行っていたが，そのことでAさんはさらに不安になり，頻回に立ち上がる状況に陥っていた．病室での見守りへとケアを修正し，Aさんがなぜ「家に帰りたい」のか，そのニーズをアセスメントし，見当識，疼痛緩和への支援をするなかで，Aさんは自身がもっている力を発揮し安心して入院生活を送れるようになって

いった．また，受け持ち看護師が毎回自己紹介や挨拶を繰り返すことで，Aさんも「いつもお世話になっています」と話してくれるようになった．

（ 目標3の具体策 ）
● 配膳時や下膳時の作業の一部をAさんに行ってもらう
● 食事に集中できるように，ナースステーションではなく必ず病室でとる

　入院当初のAさんは，他者を気づかい食事を食べはじめることはなかった．手術後は，「Aさん，手伝っていただけますか」と声をかけ，トレーから食器をテーブルに移すように促した．そして，食器の蓋や位置などをAさん自身に任せ，終えたら「ありがとうございます，助かりました」と伝えると，「じゃ，いただきますね」と病室で食事を中断することなくとることができた．また，下膳時にはAさんに可能な範囲でトレーを持ってもらい，下膳カートまでいっしょに運び，終えたら「ありがとうございます．助かりました」と伝えた．

Aさんの事例のまとめ

　認知症の人が安心して過ごせる環境をつくるには，その人がこれまでどのような生活環境で過ごしてきたのかだけでなく，取り囲む人（家族など）がどのようにその人に接してきたのか，適切な認知症治療を受けてきたのか，できることが失われてきていなかっただろうか，などの情報を集める必要がある．治療が優先される入院環境においては，生活環境のすべてを塗りかえることは難しい．しかし，認知症の人が見聞きすることを知る，できることを支える，痛みをとる，家族と話すことは，その人のそばにいる私たち看護師の役割と考える．そうしていくことで，認知症の人が安心できる居場所の環境づくりにつながるのではないか．

事例 2

安静が保てないBさん

（執筆：福島恵美子）

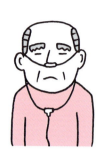

Point

- 安静が保てない理由を明らかにする
- 苦痛や不安を緩和し，安静が保てない要因を除去する

事例紹介

Bさん(85歳，男性)はアルツハイマー型認知症で，認知症の妻と2人暮らしをしている．風邪の症状があったが，自分より認知症の症状が重い妻の世話で受診が遅れ，肺炎が悪化した状態で入院となった．Bさんは入院したとたん，酸素カニューレを外す，ベッドから降りるなどして安静が保てなかった．

 ## 情報収集とアセスメント

❶ 既往歴や使用薬剤

[既往] 高血圧（時期不明），アルツハイマー型認知症（83歳）
[使用薬剤] 抗認知症薬と降圧薬を服用していたが，入院してからは休薬している．
[臨時薬剤] 発熱があるため，解熱薬を適宜服用している．

❷ 認知症の診断と認知機能障害

[診断] アルツハイマー型認知症（FAST 4）
　入院していることは理解していたが，入院の理由や妻はショートステイに入所していることを説明しても，「なぜ俺が入院しなくちゃいけないんだ？」「妻はどこに行った？」などの言葉を繰り返し，ベッドから降りようとする行動がたびたびみられていた．

≫ アセスメント

短期記憶障害があり，入院の理由や妻の状況を記憶にとどめておくことが困難である．身体の苦しさや妻に対する不安が募っている．

❸ 認知機能障害による生活の困難さ

日常生活動作は自立している．しかし，洗面など一度行ったことを忘れて，同じ行為を繰り返すことがある．

❹ 身体的な苦痛や不快感

[バイタルサイン] 体温 38 〜 39℃，SpO_2 80％台

[検査データ] WBC，CRP，BUN，Cr，Na が高値である．

[苦痛・不快感] 呼吸困難感が著明で体動が多い（酸素 4L/ 分を送与している）．喀痰が固く喀出困難で，その都度吸引を実施している．膀胱留置カテーテルが挿入されていたが，トイレに行きたいという欲求がある．

≫ アセスメント

記憶障害により膀胱留置カテーテルを挿入されていることを忘れている．また，そのカテーテルによる膀胱刺激症状を尿意と感じている可能性がある．

❺ 生活背景

同じくアルツハイマー型認知症の妻と 2 人暮らしで，B さん自身は介護認定を受けておらず，妻への家事援助の介護サービスを受けながら生活している．自宅では，認知症の症状が自分より重い妻の手助けを行っている．妻のことをつねに気にかけ，介護者としての役割意識が高い．隣町に娘が住んでおり，月に数回様子を見に訪問していたが，仕事をしているため時間がなく，妻の介護はすべて B さんが行っていた．B さんは元消防士であったことに誇りをもっている．

❻ 環境

オープンフロアのナースステーション前にある一人部屋に入院している．部屋の入口はつねに解放されており，B さんからは廊下を通る人の動きが目に入る状況であった．また，人の話し声や歩く音，ワゴン車の音などが 1 日中聞こえている．部屋の前を看護師が通ったり，音が聞こえたりするとそちらを気にしている．ベッド周囲にはモニターや自動ポンプなどがあり，B さんは機械類に囲まれている．ベッドは 15 度程度挙上されていたが，ほぼ水平に近い状態であった．

IV 認知症の人への看護　実践実例

① 既往歴や使用薬剤
高血圧の既往．抗認知症薬と降圧薬を服用していたが，入院後は休薬している．

② 認知症の診断と認知機能障害
アルツハイマー型認知症．記憶障害により入院の理由がわからない．

③ 認知機能障害による生活の困難さ
身の回りのことは自立しているが，同じ行為を繰り返すことがある．

④ 身体的な苦痛や不快感
呼吸や排痰が困難である．膀胱留置カテーテルに違和感がある．

⑤ 生活背景
Bさんより重度の認知症の妻と2人暮らし．Bさん自身は介護認定を受けていない．妻は，家事援助の介護サービスを受けている．

⑥ 環境
部室の扉は開放されている．ベッドの周囲は機械類に囲まれている．

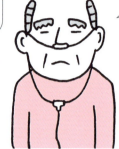

"安静が保てないBさん"のアセスメント

　Bさんが安静を保てない理由として第一に考えられることは，呼吸困難感である．その原因として，①肺炎そのものによるもの，②ほぼ水平の体位であることで胸郭が十分広げられないこと，③喀痰が固く喀出困難なこと，④強い苦痛により体動が激しくなり酸素消費量が増大していること，が考えられる．

　したがって，①肺炎の治療が確実に行われること，②安楽な体位をとれること，③喀痰喀出をスムーズにするために，脱水を改善し，気道の湿潤環境を保持すること，④膀胱刺激症状の苦痛を軽減することや，妻への不安を軽減すること，そして，安心できる環境を提供する必要がある．

看護の実際と結果

目　標
① 呼吸困難感や膀胱刺激症状が軽減する
② 介護を要する妻に対する心配が軽減する
③ 脱水が改善する

目標1の具体策
- 効果的な去痰および安楽につながるような体位に調整する
- 膀胱留置カテーテルによる膀胱刺激症状を緩和する

　Bさんの体位を起座位とし，クッションを載せたオーバーテーブルを置き，寄りかかることで安楽な姿勢をとれるようにした．そして，つらさに共感しながら背部をさすった．また，口腔ケアによる口腔内の清潔と湿潤環境を提供し，痰が絡んだときには排痰を促した．しばらくすると咳嗽反射が起き，Bさんは自力喀痰することができた．そばで声かけとタッチングを続けていると呼吸が楽になり，落ち着きを取り戻した．「ああ，楽になった」と，それまであった眉間の深い皺は取れ，険しい表情は一変し，笑顔がみられた．

　Bさんは，安静が保てないときには，酸素カニューレも自ら外していた．そのような場合は，無理にカニューレを付けるのではなく，指示量の最大限をフラッシュしながら口元にかざし，まずは体位を整え，呼吸を楽にするケアを行った．Bさんがある程度落ち着いてから，カニューレにより呼吸が楽になることを説明し，付けさせてもらった．その後，呼吸困難感や酸素化は徐々に改善し，入院10日目に酸素カニューレを外すことができた．

　尿の流出はあるが，膀胱留置カテーテルが膀胱を刺激することで尿意を頻回に訴え，Bさんは，そのたびにトイレに行こうとしていた．入院前は排泄行動が自立していたため，排泄欲求でトイレに行こうとするのは当然の行為であると考えた．

　カテーテルは，尿量の確認と頻回のトイレ移動による酸素消費量の軽減を図る目的で挿入されていた．点滴は24時間持続であり，膀胱留置カテーテルを抜くことで、トイレの回数が頻回になることが予測された．医師とともに検討し，点滴は6時から19時までで終了とし，トイレに一番近い部屋のベッドを使用し，適宜，排尿誘導をすることとした．

目標2の具体策
- 落ち着いて話が聞け，安心して療養できる環境を調整する
- 自宅に残してきた妻に対する心配を傾聴し，妻の現状をわかりやすく説明する

　認知症の人がベッドから降りようとすると，看護師は「動くと苦しくなりますよ！」「安静にしていてください！」と，行動を抑制する声かけを行いがちである．しかし，その声かけにより，自分の行動を否定されている，行動を監視されている，自由にさせてもらえな

い，などの陰性感情が芽生えてしまう．その感情がBPSDやせん妄に発展していくことも臨床で体験している．

安静が保てないBさんの心理的苦痛へのケアとしては，苦痛や不安を傾聴し共有する姿勢により，看護師が安心できる存在になること，病院という馴染みのない環境をできるだけ居心地良くし，落ち着いて過ごせるようにすることが重要である．Bさんが動くときには，「どうしましたか？」「つらいですよね」と，つらさと困りごとに共感するようにした．

Bさんの入院後，娘と，Bさんの妻を担当するケアマネジャーがすぐに相談し，妻は施設のショートステイを利用しはじめた．その情報は，娘からBさんに伝えられていたが，記憶障害と呼吸困難感や尿道留置カテーテルの違和感による尿意などの身体的苦痛があることに加え，落ち着かない環境ではBさんの記憶にとどまらず，安心してもらうには至らなかった．「妻には自分がいなければならない」という役割意識をもっているBさんは，自分の状況を差し置いてまで妻の身を案じていた．

そこで，まずは身体的苦痛へのケア（前述）を行うとともに，人の動きや騒音のある環境をできるかぎり改善した（後述）．Bさんが話を聞ける状態をつくったうえで，体をさすりながら，妻のことが心配でならないことへの共感，妻のショートステイでの状況をゆっくりと伝えた．

呼吸困難感が落ち着き，静かな環境で事実を聞いたBさんは，「そうか，それなら安心だ」と目に涙を浮かべ，ベッドから降りて妻のもとへ帰ろうとはしなくなった．さらに，記憶障害を補うよう，夫婦が笑顔で写っている写真とともに，「奥さんは施設に泊まりに行っています．安心してください」と書いた紙を，オーバーテーブルの見やすい位置に置いた．Bさんはその後，時折その紙を眺め，徐々に妻の状況を認識できるようになり，妻を心配して安静が保てなくなることはなくなった．

入院当初の病室は，人の動きや騒音などで落ち着かない環境であったため，個室の扉と扉のブラインドを閉め，室外の動きが視界に入らないようにした．Bさんの体動や異常は心電図などのモニターで察知するようにした．室内の医療機器はBさんの視界に入らないよう頭側に配置し，モニターのリズム音やアラーム音を切った．状態が良くなってからは，ナースステーションから離れた病室に転室し，モニター類も不要となった．

また，見当識を保てるようにカレンダーや時計を見やすい位置に置き，日時を確認できるようにした．さらに，自宅で愛用している物やいつも身の回りにある物，妻の写真を娘に持参してもらい，安心につながる環境づくりを行った．

Bさんが安静を保てないときには，スタッフがつらさや困りごとを確認しながら，真摯に受け止めるようにした．また，Bさんのつらさや困りごとを解決してからケアを行うことをスタッフ間で確認した．

さらに，Bさんは人と話すことが大好きであったため，身体の回復に合わせて，Bさんが楽しい，心地良いと思える時間をつくるよう心がけた．

つらさや困りごとが解決されたことで，Bさんは安静が保たれ，穏やかに過ごすことができた．

Bさんの事例のまとめ

　Bさんには，呼吸困難感や尿意による身体的苦痛と妻の介護という心配事があった．情報提供しても記憶障害により忘れてしまい，ベッドから降りようとし，安静を保てない状態であった．また，その行動は呼吸困難感の助長につながっていた．身体的苦痛を取り除くケアを行うと同時に，Bさんにとってつらいことは何なのか，何が気になるのかを多方面から情報収集・アセスメントし，そのつらさに共感し，1つひとつ解決するように努めた．

事例 3

食事を食べない C さん

（執筆：白取絹恵）

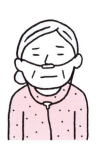

> **Point**
> - 食べない原因について，体調不良や環境など，認知機能を含めた多角的な視点をもつ
> - C さんに合ったコミュニケーションを心がける

事例紹介

　C さん（80 歳代後半，女性）は，特別養護老人ホーム（特養）に入所していた．いつものように夕食を介助で摂取したが，30 分後に声をかけると，意識レベルが低下し，強い刺激でやっと開眼する状態であった．SpO_2 は 78 ～ 82％で，喀痰の貯留はみられなかった．

　救急搬送された病院に到着した時には意識レベルが回復し，酸素吸入や点滴ルート確保時に手で払いのける仕草がみられた．

　C さんは肺炎と診断され，入院 7 日目に経口摂取が開始されたが，口を開けず首を横に振ったり，口に手を当てたりして拒否するような仕草が続いていた．

 ## 情報収集とアセスメント

❶ 既往歴や使用薬剤

[既往] 僧帽弁閉鎖不全症，慢性心不全，高血圧症
[使用薬剤] 抗認知症薬（メマンチン）と抗血小板薬を服用している．

❷ 認知症の診断と中核症状

[診断] アルツハイマー型認知症（7 年前に診断）
　認知症高齢者の日常生活自立度Ⅳで，日常生活全般に介助を要する状態である．また，入院中は点滴の刺し替えやおむつ交換，口腔ケアの際に，看護師を叩く行為がみられた．

❸ 認知機能障害による生活の困難さ

[食事] 特養では，用意された食事を見ても自ら食行動をとることができないため，全介助で摂取していた．（以下，特養の情報）

- 毎食時，車椅子で食堂に行っていた
- 食形態は全粥，きざみ食で，職員が木製のスプーンを使い，口まで運んでいた
- 水分をむせ込むこともほとんどなかったが，摂取量にむらがあり，食べる時間も30分から1時間を要することもあった

[排泄] 尿意・便意ともに訴えることができず，失禁のため常時おむつを着用している．特養でも時折，おむつ交換時に職員を叩こうとする行為がみられていた．

[活動] 障害高齢者の日常生活自立度C-2（寝たきりで，自力では寝返りもうてない）と判定されている．特養では，日中は車椅子に座ってホールで過ごしており，レクリエーションに参加することはできないが，その様子を笑顔で眺めている様子がみられた．

[コミュニケーション] 簡単な声かけであっても的確な返答があることはまれであり，ほぼ理解できない言葉が聞かれる．また，言語の理解も低下しており，おむつ交換時などに看護師を叩こうとするなどの行為がみられた．一方で，挨拶をすると「お○○○ます」と笑顔で返すことや，「今日はお天気がいいですね」と外を指さすと，そちらを眺め「そうですね」と言うこともあった．

❹ 身体的な苦痛や不快感

入院時から床上安静と禁飲食の指示があり，カニューレによる酸素投与と末梢持続点滴が行われた．発熱はなくバイタルサインは安定していたが，Cさんは傾眠状態が続いていた（JCS10）．入院7日後から経口摂取が開始となる．

経口摂取はゼリー状の"おためし食"から開始されたが，傾眠と覚醒を繰り返している状態であった．そのため，食事時刻を決めずに覚醒しているときに試みたところ，笑顔でひと口摂取することもあったが，払いのける動作が続き摂取できないことが多かった．

❺ 生活背景

夫はすでに他界し，1年前まで長女と2人暮らしをしていた．主たる介護者であった長女は，介護サービスを利用しながらCさんを介護していたが，自らも病気に罹患し入院治療が必要となったことを機に特養への入所を決めた．

長女からの情報では，Cさんはおおらかな性格で友人も多かったそうである．特養へ入所した当初は不眠が続いていたが，すぐに環境に慣れ，穏やかに過ごしていたとのことであった．

❻ 環境

特養では，日中は車椅子に座って過ごすことが多く，つねに職員や馴染みの入所者に囲まれ，規則的な生活をしていた．

一方，病院の環境は，多床室であっても人の気配は薄く，看護師も余裕がなければ必要なことだけを行いすぐに離れてしまうなど，特養と比べて他者とのかかわりが希薄である．また，

Cさんは心機能の低下もあり，しばらくは床上安静が必要であったため，カーテンで囲まれた環境で過ごしていた．

>> **アセスメント**

　Cさんにとって病院の環境は，"生活"から切り離され，刺激から遮断された状態であるととらえることができる．生活のすべてを他者の介助で行っていたCさんにとって，この環境は不安を増強させてしまうと考えられた．そのため，入院中も"生活"を感じられる環境調整が必要である．

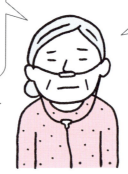

① 既往歴や使用薬剤
僧帽弁閉鎖不全症，慢性心不全，高血圧症の既往．抗認知症薬と抗血小板薬を服用している．

② 認知症の診断と認知機能障害
アルツハイマー型認知症（7年前に診断），日常生活全般に介助を要する．

③ 認知機能障害による生活の困難さ
用意された食事を見ても自ら食行動をとることができない．ほぼ理解できない言葉が聞かれる．

④ 身体的な苦痛や不快感
発熱はなく，バイタルサインも安定しているが，傾眠状態が続いている．

⑤ 生活背景
1年前まで娘と2人暮らし，娘の入院を機に特養へ入所した．

⑥ 環境
カーテンで囲まれたベッド上で生活している．（特養では日中は車椅子に座りホールで過ごしていた）

"食事を食べないCさん"のアセスメント

　入院前から介助が必要であったCさんは，呼吸困難感などの身体症状と相まって，1週間の禁食期間中に認知機能が低下し，食べる行為ができなくなったと考えられた．認知機能は，身体面の影響を強く受けることから，肺炎の治療が有効に行われるようにすると同時に，Cさんが慣れ親しんだ環境をつくり出すことで，いままでの食行動を取り戻せる可能性がある．

　また，Cさんの認知症は重症期にあり，言葉のみでのコミュニケーションは困難であると想定される．ゆえに，Cさんは口頭での説明を理解できず，突然に身体や口の中を触られることに驚きと恐怖が生じ，看護師を叩くなどの行為につながっていると考えられた．そのため，言葉だけでなく表情やジェスチャーなどの非言語的コミュニケーションを取り入れること，どのような言葉がCさんにとって理解できる言葉なのか，言い回しや単語を変えながら，1つひとつゆっくりと声をかけてコミュニケーションをとることが必要である．

　これらを実践することで，病院の環境がCさんにとって安心できる場となり，食行動をはじめ，Cさんのもてる力をいかすことにつながる．

看護の実際と結果

目標
1. 介助で経口摂取を再開することができる
2. 拒否なくケアを受けることができる

目標1の具体策

- ベッドアップして起きている状態に慣れてもらう．また，苦痛がなく，嚥下に支障がないポジショニングに留意する
- 食形態は栄養補助食品のゼリーから開始し，嚥下状態を評価する
- はじめは食事時刻を決めず，覚醒状態の良いときに試みる

　Cさんの表情や口調を観察しながらベッドアップで過ごす時間をつくり，はじめは起きている状態に慣れることを目標にし，覚醒状態が良好なときにひと口でも拒否なく口にできることを目指した．

　また，右側からの声かけへの反応が遅延していたため，右半側無視の可能性を考慮し，特養から持参してもらった木製のスプーンを使い，斜め左側から介助したところ，ひと口ずつ

ではあるが，徐々に拒否なくゼリーを口にできるようになった．経口摂取開始から1週間後，ベッドアップにも慣れてきたため，離床を開始した．車椅子を見せて指さし「ここに座りますか？」と問うと，「そうですね」と答えた．車椅子への移乗には全介助を要したが，Cさんは看護師に身体を預けてくれた．

離床当初は，15分程度で首が前方に垂れてしまい，嚥下への影響が考えられた．そこで，車椅子をリクライニング式に変更し，休息時はヘッドレストを装着し，やや頭を下げるようにした．食べるときにはヘッドレストを外すことで，“うなずき嚥下”をしやすくなり，また，頸部を自由に動かせることで外の風景を眺められるようになった．

スプーンでゼリーを口元に持っていくと，スムーズに口を開けることができた．咀嚼後になかなか嚥下する様子がないため，「Cさん」と呼びかけながら，「飲み込んでください」もしくは「ごっくん，ごっくん」と声をかけたところ，嚥下することができた．時折「口を開けてください」と言いながら，看護師が自身の口を開けてみせると，Cさんは口を開けてくれた．「おいしいですか？」と聞くと「おいしい」とうなずきながら笑顔がみられた．この日は，休息時間を含め，約30分でゼリー食をむせることなく全量摂取できた．

はじめは1日2回として，昼食時，およびCさんの覚醒状態の良い時間帯を選択し，「できるだけ（面会に）来て介助したい」と申し出た長女とともに実施した．

徐々に覚醒している時間が多くなり，首が前方に垂れることも少なくなったため，食事の回数を1日3回に増やした．

目標2の具体策

- 言葉だけでなく，表情やジェスチャーなどの非言語的コミュニケーションを取り入れながら，1つひとつゆっくりと声をかける
- 声をかけたときは，間を置いてCさんが反応するまでケアを開始せずに待つ*
- Cさんが拒否した場合にはいったん手を止め，上記*を行いながらケアを再開するタイミングを図る

Cさんは義歯ではなかったため，歯科衛生士に相談し，口腔ケアの方法を指導してもらった．Cさんは口を開けてくれるものの，歯ブラシが挿入されると首を振り，口を閉じるため，細い歯間ブラシを使用し，左側から声をかけながら少しずつ磨くようにした．また，食後に実施することで一連の流れととらえたのか，拒否なく実施できるようになった．

おむつ交換をはじめ，さまざまなケアの場面でコミュニケーションの方法を工夫することで，Cさんが看護師を叩くことはなくなり，ケアの終了時に感謝とねぎらいの言葉をかけると「どうも，どうも」と笑顔で返す様子もみられるようになった．

特養への退院に向けて

入院してから約4週間が経過し，Cさんは1日3回のゼリー食を3分の1から2分の1摂取できるようになった．しかし，栄養を維持するまでには至っていないことから，退院先など今後のことについて，長女を交え，特養の職員とケアマネジャー，主治医，病棟看護師，栄

養士でカンファレンスを実施した.

長女はCさんの意思について，つねづね「痛いことはいやだ」と言っていたことを思い出し，自然な形での看取りを考えていた．また，特養で過ごしているCさんの穏やかな姿をみており，特養に戻ることを希望された.

Cさんの食事摂取量が入院前まで回復するのは難しいと判断するには時期尚早で，もう少し時間をかけていまのアプローチを継続することとし，馴染みのある特養での継続が最善ではないかという結論に至った.

Cさんの事例のまとめ

認知症の人が身体疾患で急性期病院に入院すると，身体症状による苦痛や環境の変化，治療に伴う行動の制限などが影響し，一時的に認知機能障害を悪化させる．重度の認知症の人は，認知機能の改善がより困難となり，なかでもCさんのような他者の介助なしで食べられない場合，胃ろう，もしくは中心静脈栄養にするかという判断を迫られるのである.

しかし，「認知症が重度だから仕方ない」と決めつけずに，何が原因で食べられなくなっているのか，認知機能障害以外に環境や身体症状はどの程度影響しているのかをアセスメントする必要がある.

その重要な情報となるのが入院前の生活状況である．入院前の食事の様子について情報を得て，普段の様子と入院後の状態を照らし合わせ，認知機能と身体症状や環境の変化からの影響を考慮して，アセスメントすることが必要である．そして，入院前の環境をできるだけ取り入れながら，入院中でも"生活"を感じられるよう工夫することが，認知症の人のもてる力をいかすことにつながる.

事例 4 （執筆：藤原麻由礼）

食事を食べない D さん

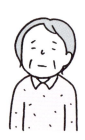

> **Point**
> - 認知機能の低下によって引き起こされている食事の認識への困難さを支援する
> - 食事が苦痛とならないように，食事を取り巻く，人を含めた環境を整える

事例紹介

　Dさん（82歳，女性）は，自宅で長女と2人暮らしである．要介護4で，小規模多機能型居宅介護支援事業所で宿泊サービスと在宅サービスを受けながら生活していた．従来，つたい歩きをしていたが，入院直前は小刻み歩行となり姿勢が不安定であった．そのようななか，小規模多機能型居宅介護事業所の宿泊サービス中に，洗面所で尻餅をつくように転倒して立ち上がれなくなり，訪問診療医の診察を受けた．診察で左殿部の痛みを訴えていたことから救急搬送され，大腿骨頸部骨折のため入院となった．

　入院2日目に発熱と咳嗽がみられるようになり，喀痰も増加した．胸部X線検査の結果，誤嚥性肺炎の診断を受けた．そのため1週間禁食となり，呼吸状態が安定してから観血的整復固定術が施行された．手術翌日からペースト食が開始されたが，食事が進まず，日に日に食事摂取量が低下し，末梢点滴が開始された．

 ## 情報収集とアセスメント

❶ 既往歴や使用薬剤

[既往] 身体疾患の既往はない．
[使用薬剤] 抗認知症薬（ドネペジル塩酸塩）を服用している．また，便通のために整腸剤を服用している．
[臨時薬剤] なし

❷ 認知症の診断と認知機能障害

[診断] 加齢とともに記憶障害が進行し，日常生活に支障をきたすようになった．不安に思った家族と近医を受診し，アルツハイマー型認知症と診断された．

Dさんに質問しても看護師の目を見てうなずく程度で，娘の名前を聞くと小さな声で「○△×」と答えた．入院中の場所を質問しても返答はなく，会話を継続できなかった．また，看護師が「髪をとかす真似をしてください」と言っても，できなかった．しかし，Dさんに挨拶や手のマッサージをすると，笑顔で看護師の目を見ていた．これらのことから，やや重度の認知症と推測された(CDR3，認知症高齢者の生活自立度Ⅳ)．

❸ 認知機能障害による生活の困難さ

[食事] 入院前は，配膳すれば自ら食べ，口腔内の粘膜障害はなかった．

入院後は，配膳された食事を眺めてはいたが，自ら箸や器を持ったり，器の蓋に触れたりすることはなかった．Dさんにスプーンを右手に持ってもらい，食事をスプーンに乗せて介助したが，口に運ぶ動作はみられなかった．そのため，看護師が介助をしてスプーンを口元に持っていくと小さく口を開けるが，スプーンの先端が舌に当たると押し戻した．いったん食物を口に含むと，咀嚼動作がみられたが，首を左右に振って嚥下せずに吐き出した．看護師が味を確認すると，「おいしくいただいております」と話していた．

[排泄] 尿意と便意を確認してもDさんから明確な返答はなかった．入院前からすでに尿意と便意は確認できず，実際に失禁している状況について確認しても，Dさん自身は気づいていない様子であった．立位は可能であったが，歩こうとするとバランスが不安定になることから車椅子を移動手段としていた．そのため，排泄援助はおむつ交換とトイレ誘導としていた．しかし，トイレへ誘導しても，排泄行動を自主的に行うことはなかった．

[活動] ベッド上で臥床し，自ら起き上がることはなかった．看護師が声をかけてもうなずくだけで，実際に起き上がろうとはしなかった．看護師の介助で端座位は保持できるが，立位や歩行バランスが不安定で，臥床時以外は車椅子で過ごしていた．移動の際に苦痛表情になるが，座位が安定すると穏やかであった．また，病棟で歌が流れると，うなずいて静かに手拍子でリズムをとっていた．このまま参加するかを確認すると小さくうなずいたことから，余暇活動として交流の場に参加することは心地良い体験となっていると推察された．

[休息] 日中は看護師の介助で車椅子に乗っていたが，自らベッドへ戻りたいと話すことはなく，看護師が表情や車椅子の乗車時間を確認して臥床する時間を設けていた．夜間，消灯以後は閉眼し，眠っているようであった．

[コミュニケーション] 自ら話すことは少ないが，看護師の声かけには単語やうなずき，首振りで返答することができていた．また，苦痛があっても言葉で正確に伝えることが難しい状況であったが，興奮することもなく過ごしていた様子から，穏やかな人柄がうかがえた．

❹ 身体的な苦痛や不快感

身長150.0cm，体重47.6kg，BMI20.9(標準)，血液検査の結果は，Hb5.4 g/dL，Alb2.6g/dL，Hb8.2g/dL，Na142mEq/L，K3.9 mEq/L，Cl108 mEq/Lであった．

術後2週間目，Dさんの呼吸循環動態は安定しており，ベッドサイドで起き上がり動作から立位までの練習を理学療法士が行っていたが，自ら動こうとする様子はみられなかった．そこで，大腿部の疼痛をDさんに確認すると，首を振り「痛くない」と話していたが，車椅子へ乗る際には顔をしかめ看護師にしがみついたり，車椅子に座ると左大腿部を擦ったりする動作がみられた．移乗介助の際にみられた表情をフェイススケール(FRS)で評価すると4(とてもひどい痛み)であったが，安静時は無表情であるか，わずかに笑顔になることもあった．車椅子では2時間程度の座位姿勢を保てたが，1時間半経過すると座位姿勢は右に傾斜し，殿部が座面からずれて，自ら姿勢を直すことができなかった．ベッドからの起き上がりと車椅子への移乗の際は，眉間に皺を寄せる，歯を食いしばるなど，全身に力が入っていた．

❺ 生活背景

長女によると，Dさんは数年前に，寒い思いや痛い思いをしたくないこと，寂しい思いもしたくないことを長女と事業者に話し，身体的には寝返りを助けてほしいと希望していた．また，3歳年上の姉と一緒に過ごしたいと話していた．食事は少食ではあったが好き嫌いはなく，果汁ジュースを好んだ．また，Dさんは冷え症で，寒さや冷たい食品は好まないと話していた．

❻ 環境

自宅は2階建て一軒家で，おもに1階で生活していた．入院後の生活環境は，ナースステーションに最も近い廊下側の4人部屋の廊下側であり，同室者を含めてすべてのベッドのカーテンがつねに閉められていた．食事は全介助で車椅子に移乗して，ナースステーションで摂取していた．ナースステーションには他にも介助を必要とする高齢者が2～3名いて，昼時になると手術や外来を終えた医師や介助を行う看護師と看護助手が行き交っている．

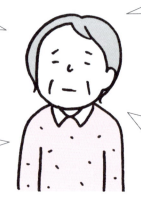

① 既往歴や使用薬剤
身体疾患の既往はない．抗認知症薬と整腸薬を服用

② 認知症の診断と認知機能障害
アルツハイマー型認知症やや重度．記憶障害，失認，失行が目立つ．

③ 認知機能障害による生活の困難さ
食事を見ても，自ら箸や器を持つことはない．失禁に気づかず，トイレ誘導しても自主的な排泄行動はみられない．

④ 身体的な苦痛や不快感
疼痛を確認すると首を振り「痛くない」と話すが，介助時にはFRSで4（とてもひどい痛み）の表情がみられる．

⑤ 生活背景
自宅は2階建て一軒家で，おもに1階で生活．「寒い思いや痛い思いをしたくない．寂しい思いもしたくない」と希望している．

⑥ 環境
ナースステーションに最も近い4人部屋の廊下側のベッド．ステーションで食事をとるが，昼時は，医師や看護師が行き交っている．

"食事を食べないDさん"のアセスメント

　入院前のDさんは，摂取動作には問題がなく，嚥下も障害されていなかった．入院後，手術までの安静期間に誤嚥が生じたのは，骨折の疼痛に対する除痛が十分ではなく，苦痛や不安定な姿勢のなかで食事摂取していたことが原因であると推測した．また，術後から摂食嚥下に問題がみられることから，周術期の侵襲がDさんの体力を消耗し，また，苦痛表情がみられることから，創部痛が十分に除痛されていない可能性がある．そのため，食事に際しての離床がDさんの負担となり，食事への意欲につながらないのではないかと考えられる．また，摂食から嚥下のタイミングで自己摂取の行動がみられないのは，食事の認識が困難なのではないかと考えられる．しかし，看護師がひとつずつ動作を伝えると，そのとおりにできることから，次の摂食動作をとるための声かけが重要であると判断した．さらに，Dさんはせわしないナースステーションで食事介助されていたことから，食事に集中できていない可能性もある．幸い，声かけによりむせずに嚥下できていたことから，声かけと誤嚥予防の援助によって経口摂取が十分可能であると判断した．

看護の実際と結果

目標
① 食事を誤嚥せず必要栄養量を摂取できる
② 食事を楽しく安楽に摂取できる

目標1の具体策
- Dさんが現在摂取できているエネルギー量と，必要なエネルギー量を把握する
- Dさんの摂食嚥下能力を食事の認識の場面から具体的に明らかにし，可能なかぎりDさん自らが食べたいと思えるように支援する

Dさんの食事場面・栄養状態の把握
　Dさんの従来の主食は全粥であり，副食はペースト状であった．
　ハリスベネディクト計算式で算出したDさんのエネルギー必要量は1,199kcalであった．看護記録によると，食事摂取量は2割程度，補助食品は毎食分ほぼ全量摂取していたことから，実際の摂取カロリーは426kcal程度と推測した．

認定看護師による食事の援助
　配膳後の様子から，Dさんが自ら摂食を開始することは難しいと判断し，摂食開始時の支

援を行った．スプーン(カレースプーン大)半分程度の分量を取り，Dさんの口元へ近づけても開口しなかった．そのため，食事であることを伝えると，Dさんは閉眼したまま口を開けて口に含んだ．食物を口腔内に取り込んでから嚥下までの時間は約30秒であった．

食物としての認知，食事を口に含み嚥下するまでの一連の動作が終了し，認定看護師が「Dさん，食事はいかがでしたか？」と確認すると，閉眼したままではあったが，「おいしくいただきました．たくさんはいらない」と答えた．

病棟看護師によるケアに向けて

同じチームの看護師は，摂食嚥下の動作に認知機能も影響することに困難さを抱えていたようだが，認定看護師とともに食事援助を行うことで，Dさんの摂食嚥下の特徴をとらえて実践できるようになった．

その後，Dさんの食事摂取量は徐々に安定しはじめ，介入から3日目には5割程度の摂取量となり，1週間後には8〜10割を摂取できるようになった．また，食事摂取量の増加とともに末梢点滴の必要性はなくなった．さらに，食事摂取状況から果汁ジュースにトロミをつければ摂取できると考え，脱水のリスクも考慮して，Dさんの好みに合わせて家族に用意してもらった．

しかし，病棟看護師によって，食物や液体の粘稠度の調整にばらつきがあったため，トロミ剤を用いて，ジャム状からババロア状程度(粘度の高い状態)に調整して統一することを提案した．その結果，食事内容を変更することなく，高カロリー食品を優先して摂取するなど，食事摂取の順番や食事の際の声かけによる工夫をして援助できるようになった．

目標2の具体策

- Dさんが食事の際に疲労感を感じないように，食事開始から終了までの離床時間を検討する
- Dさんが食事に集中できる環境を整える

術後2週間目でも離床時に苦痛表情がみられること，食事摂取量が低下していたことから，体力の回復が遅れていると考えられた．つまり，離床時のみを考えるのではなく，食事の際に疲労感が生じないよう配慮することが必要である．具体的には，食事までにDさんの疲労が蓄積せず，座位姿勢が安定する最低限の所要時間として，配膳の15分前には車椅子に乗って待機し，また，食事の消化吸収に必要な時間として食後30分後は臥床する休憩時間を設け，理学療法士と調整し，リハビリテーションの時間が食事前後にならないようにした．

Dさんから自発的な会話はみられなかったが，看護師の声かけには応じ，ひと言ふた言の返答はできていた．このことから，食事に対する認識や意欲は低下しているものの，看護師の姿勢や嚥下だけではなく，Dさんが食事を認識しやすく，楽しみながら摂取できる雰囲気に環境調整することで，Dさんは看護師と視線を合わせ，時には笑顔もみられる

ようになった．そして，食事を口に含む動作もスムーズになり，摂取量が増加した．また，食事をおいしく楽しめる可能性もあった．さらに，病棟のナースステーションは人が行き交うせわしない環境であり，落ち着いて食事ができないと考え，ベッドサイドで食事ができる環境を調整した．

家族やケアマネジャーにDさんの背景や食事の嗜好を確認すると，長女が仕事で不在にするときや，入院等で長女と離れる状況がつらいことや，冷え症で寒さや冷たい食品を好まないことがわかった．そのため，食事は温かい状態で介助するとともに，ジュースや補助食品も常温に戻してから摂取するように工夫した．

食事場面とは直接関係ないが，食前になつかしい曲（Dさんの場合は「青い山脈」）を歌ってみたところ，閉眼しながらも手拍子をしていた．徐々に開眼して周囲を見渡す様子もみられ，看護師と視線が合うと，わずかに笑顔がみられた．

2週間後の血液検査結果によると，TP5.9g/dL，Alb2.9g/dL，Hb11.0g/dL，Na142mEq/L，K3.97mEq/L，Cl107 mEq/Lと，栄養状態が改善していた．

Dさんの事例のまとめ

Dさんの食事場面を病状経過とあわせて振り返ると，術後2週間の状況で体力がゆっくりと回復している過程にあると考えられた．

Dさんの摂食嚥下でとくに援助が必要であると判断したのは，先行期から口腔期の過程であった．Dさんは，加齢や術後により体力を消耗した影響で嚥下機能が低下しており，さらに術前に誤嚥性肺炎を起こしていることから，今後も誤嚥を起こす可能性が懸念された．しかし，離床後の嚥下状態から考えると，環境や食事介助方法を整えることによって誤嚥を予防できる可能性もあった．

また，Dさんの段階まで認知機能が低下すると，日常生活面では動作ごとの声かけが必要であり，看護師の声かけへの反応を確認したことは効果的であった．

摂食嚥下障害は，さまざまな疾病によって生じる症候群である[1]．認知機能が低下した高齢者は，加齢による機能低下に加えて複数の慢性疾患をもち，その治療期間中の安静が摂食嚥下の能力にも悪影響を及ぼし，回復過程が遅延することもある．食事を食べられない場合には，正確に評価したうえで，援助を検討することが必要である．

事例 5

夜眠れない E さん

(執筆：中尾有花)

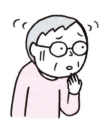

> Point
> - 行動だけにとらわれず，E さんがどのようなメッセージを発しているのか，満たされていないニーズは何かをていねいに考える
> - 身体的苦痛の要因を探って取り除き，本来の認知機能を発揮できるようかかわる

事例紹介

E さん（70 歳，男性）は，舌がんの疑いで近医より紹介された．経口摂取ができず脱水状態となっていたため，緊急入院，手術適応となった．手術前に栄養を確保する目的で末梢輸液と経鼻チューブを挿入していたが，E さんは手術をしないという選択をし，チューブ類は本人の苦痛が強かったため抜去した．今後は，経口摂取可能なものを食べることとし，療養先を選定することになった．

入院後 1 週間くらいは眠れていたが，1 週間を過ぎたあたりから夜に眠ることができず，廊下を歩き回ったり，病棟から出て行ったりするようになった．そのため，看護師が E さんに「どうされたのですか？」と声をかけると，看護師に対して怒る様子がみられていた．

情報収集とアセスメント

❶ 既往歴や使用薬剤

[既往] 高血圧，糖尿病，肺がん（手術），結核（治癒），アルツハイマー型認知症
[使用薬剤] 降圧薬（カムシア配合錠），血糖降下薬（メトホルミン塩酸塩），抗認知症薬（ドネペジル塩酸塩）．自己管理できず服用できていないことが多かった．入院後は，解熱鎮痛薬（アセトアミノフェン），睡眠薬（スボレキサント）の服用が開始され，看護師が管理している．
[臨時薬剤] 不穏時に非定型抗精神病薬（リスペリドン）

❷ 認知症の診断と認知機能障害

[診断] 2年前に当院で心理検査を施行している．軽度から中等度のアルツハイマー型認知症と診断されていた．

病状による話しづらさがあるため，MMSEやHDS-Rは実施できていないが，下記より，FAST 5の中等度のアルツハイマー型認知症であると判断した．

- 記憶：「お客さん乗せないとあかんから，しゃべられへんようになる手術は困る」と話す．タクシー運転手をしていた頃の記憶は鮮明で，遠隔記憶は保たれていた．妹が来院した直後や説明の直後にそのことを問うと覚えているが，数分すると忘れている．即時記憶は維持できていたが，近時記憶は障害されている状況であった．
- 見当識：ここはどこか問うと，違う場所の地名を答える．また，入院していることを伝えると，「いいえ．私は入院していないですよ」と返答していた．日付や時刻は，ベッドサイドの時計を指さすこともあったが，言えないことが多かった．
- 失語・失認・失行：疾患による話しづらさがあり言葉数は少ないが，コミュニケーションを図るうえで障害となるような失語はみられなかった．また，失認もみられなかったが，寝衣のズボンに手を通すなど着衣失行があった．
- 実行機能：入院生活を送るうえでは，目立った実行機能障害はみられていなかった．入院の2カ月ほど前までは，自分で近隣のスーパーへ行き夕食の買い物をして帰宅，摂取できていた．しかし，2カ月ほど前からは，買い物へ行くことも，食事を摂取することもできなくなっていた．

❸ 認知機能障害による生活の困難さ

[食事] 経鼻チューブは栄養のために大切な管であることを繰り返し伝えていたが，記憶が保持できず，チューブの違和感が強く，抜いてしまうことが数回あった．経鼻からの栄養投与が中止となり，食事が開始され，テーブルにセットすると自らスプーンや箸を使って摂取できる．ただ，食事の途中で栄養ドリンクに水を入れたり，食事に水をかけたりする行動がみられ，摂取中断が増えてきた．

[排泄] 尿意，便意はあり，トイレへ行こうとする行動はみられるが，見当識障害があり，トイレの場所・病室などをわかりやすく表示しても迷ってしまうため，移動には看護師が付き添いをしていた．トイレでは，自身で用を足すことができており，失禁はみられなかった．排泄後の手洗いも声をかけると実施できていた．夜間1～2回ほど排尿のために覚醒する．

[活動] 入院前は，週5回デイサービスへ行き，過ごしていた．入院後は，午前中はベッドで横になり過ごすことが多いが，覚醒はしていた．同じフロアの別の病棟へ歩いて行き，病室へ帰れなくなることがある．慣れ親しんだ自宅やデイサービスではなく，病室のベッドの上で過ごすだけの環境にストレスもあり，動こうとする．すると，所在がわからなくなることを心配する看護師に行動を止められ，易怒的になることがみられた．

[休息] 入院後，解熱鎮痛薬や睡眠薬の服用が開始となり，確実に服用することで疼痛は軽減し，夜間に十分な睡眠をとれるようになった．また，日中も表情は穏やかに過ごせていた．しかし，入院後1週間目あたりから，夜間に眠れない日が続いた．数時間眠れたとしても中途で覚醒し，

その後も眠れず，廊下を何周も歩き回るようになっていた．そのため，十分な休息がとれない状況となっていた．日中にウトウトすることはあったが，心身ともにゆっくり休めなくなっていた．

[身支度] 入院前は，身の回りのことは整理整頓して過ごしており，入院後もベッドの周囲は整えられていた．清潔行為に関しては，入浴時や清拭時に体を洗う，拭くなどの行為を手が届かないところのみ介助し，次に洗うところを伝えると自身でできていた．身だしなみを気にする姿はみられなかったが，髭が伸びていることを伝えると，使い慣れたシェーバーで髭を剃ることができていた．しかし，歯科衛生士が口腔ケアをしようとしても，疼痛があることからEさんが嫌がり実施できず，口臭が強い状況であった．更衣も，着衣失行がみられ，パジャマのズボンに手を通すことや，靴下をうまく履けないことがあった．

[コミュニケーション] 舌の動きが悪く，口も動かしにくく，入院当初は言葉が不明瞭であった．尋ねるときに1つずつ質問し，ゆっくり会話すると思っていることは伝えてくれる．しかし，家族構成や，家族の名前，普段の過ごし方，Eさんが現在置かれている状況などを問うと，過去のことや誤った内容が含まれることがある．「毎日10時から10時まで働いているよ．客商売やからな．喫茶店をしている．妻と娘と一緒に住んでいるよ」(実際には離婚し，独居)．現在の苦痛な症状や思いについては「肺が悪い（結核の既往あり）」と答えることや「舌の具合が悪い」など，昔の記憶と混在しながらも率直に伝えることができていた．左耳は，腫瘍による圧迫の影響もあり，少し聞こえづらさがあった．

❹ 身体的な苦痛や不快感

舌の左下縁部を中心に広範囲の硬結と，中心部に潰瘍がある進行性舌がんであり，口腔内の疼痛がある．疼痛で食事と水分を摂れないため脱水に陥っており，倦怠感が強く臥床している．何度か病状を説明されているが，Eさんは覚えていない．「舌が蝕まれている」という訴えはあり，疼痛があるか問うと「痛い」ということは伝えられる．入院後，解熱鎮痛剤が開始となり，疼痛が軽減されたことで，口腔内の疼痛の訴えは聞かれなくなっていた．しかし，入院後1週間を過ぎた頃から，夜間眠れずに表情が険しくなることが多くみられた．そして，口腔内の疼痛と舌の送り込みのしづらさにより，経口からの食事摂取量が減っていた．疼痛について尋ねると，痛いか痛くないかを訴えるが，自ら疼痛を訴えることはなかった．

❺ 生活背景

仕事は，喫茶店の経営やタクシーの運転手をしていた．妻とは離別し，娘とも疎遠になり，妹が身近な援助者であった．退職後はデイサービスを利用したり，ひとりで近隣に総菜を買いに行ったりできていた．妹は仕事や親の介護があり，Eさんの様子を見に行くのは週1回で，Eさんはひとりで思うままに暮らしていた．しかし，場所がわからなくなり警察に保護されることが増え，妹はEさんが一人暮らしを継続するのはそろそろ難しいと考えていた．入院時のEさんは入院前は7時間ほど入眠していたと話していたが，独居のため睡眠状況はわからない．睡眠導入剤などはかかりつけ医から処方されておらず，睡眠はとれていたと思われる．

事例 **5** | 夜眠れないEさん

① **既往歴や使用薬剤**
高血圧，糖尿病，肺がん，結核の既往．降圧薬，血糖降下薬，抗認知症薬などを服用

② **認知症の診断と認知機能障害**
アルツハイマー型認知症．近時記憶障害や見当識障害がある．

③ **認知機能障害による**
　生活の困難さ
夜間不眠により病棟を歩き回る．行動を止めようとする看護師に易怒的になる．

④ **身体的な苦痛や不快感**
疼痛を確認すると有無を訴えるが，自ら疼痛を訴えることはない．

⑤ **生活背景**
自宅では自分の思うように過ごしていた．日中はデイサービスを利用

⑥ **環境**
2人部屋をほぼひとりで使用していて，静かな環境．離床センサーが設置されている．

❻ 環境

　入院後のEさんの病室はナースステーション横の部屋であったが，窓側であり，外の景色も眺められ日の光も入る環境であった．ナースステーションとは扉で仕切られており，扉はつねに閉じてあったため，比較的静かな環境が整えられていた．ナースステーションのモニター音や話し声，人の出入りがEさんの注意を障害してしまうような状況はなく，混乱することなく静かに過ごすことができていた．Eさんはひとりで病棟外に出て，迷うことがあったため，所在を確認する目的で離床センサーが設置されており，ベッドから立ち上がるとセンサーが反応し，看護師が様子を見に来るという状況であった．夜は21時半に消灯し，朝は6時に点灯となり，自宅での7時間の睡眠時間よりは，長い睡眠時間を強いられる環境であった．

87

"夜眠れないEさん"のアセスメント

　入院後に疼痛コントロールを図ること，脱水を補正することで身体的な苦痛が軽減され，夜間の睡眠も十分にとることができていた．しかし，原疾患である進行性舌がんの治療は行わず，対症療法のみであることから，がんの進行に伴い，口腔内の疼痛が増強していたと考えられる．また，細かな表現や言葉の使い分けができないことで，うまく症状を伝えることができない．そのため，Eさんに疼痛の程度を確認しても返答があいまいと思われがちで，"認知症がある"ということだけで，夜眠れないことや病棟を歩き回る行動のみ着目されていた．これらのことから疼痛コントロールが難しく，増悪していったことが夜間の不眠に影響していると考えられる．そして，眠れず休息をとれないことで，身の置き場がなく病棟内を歩き回る行動につながっているのだと考えられる．

　また，いままでは毎日デイサービスで慣れた人と触れ合い，自宅ではひとりで好きなように過ごしてきたが，入院後，所在がわからなくなるという理由により，離床センサーで行動を見張られている感覚があることや，行きたいところに自由に行けないことなどのストレスが増強し，夜間の不眠につながっていると判断した．

看護の実際と結果

目標
① 他覚的な評価，自覚症状をふまえ，疼痛コントロールを図ることができる
② 疼痛の増強がなく，夜間睡眠をとり，身体的，精神的な休息をとることができる
③ 気分転換を図る方法をみつけ，行動を制止されることなく病棟内で自由に過ごすことができる

目標1・2の具体策
- Eさんに疼痛の有無を確認するだけでなく，共通した疼痛の他覚的な評価を行う
- 睡眠薬を追加する前に，睡眠がとれず，病棟内を歩き回る要因を除去する

　がんの進行に伴い，アセトアミノフェン1,200mgの服用だけでは，疼痛のコントロールが図れない状況となっていることが考えられた．しかし，Eさんからは疼痛の訴えがなく，頓用薬の使用を積極的に行っていなかった．入院後にアセトアミノフェンを服用したことで穏やかに過ごせ，夜間も睡眠がとれていたことから，疼痛が増強している可能性があることをカンファレンスで話し合った．病状を考えると麻薬の使用を開始する必要もあり，緩和ケアチー

ムに介入してもらうこととした.

　緩和ケアチームからは,麻薬を開始することでせん妄のリスクも高まるため,病棟内を歩き回るなどの行動症状を薬物でコントロールすることや睡眠薬の調整を優先することが提案された.しかし,夜間に病棟内を歩き回るという行動は,入眠できなくなった頃から出現しており,がんによる疼痛の増強が一番の要因と考えられたため,それを取り除くことを優先することを話し合った.そのうえで,どのような薬物選択がEさんにとってリスクが低く,疼痛コントロールに有効かを話し合い,アセトアミノフェンを2,000mgへ増量し,ロキソプロフェンナトリウムを180mg追加することとなった.また,夜間入眠前や中途覚醒時に疼痛を評価し,頓用としてモルヒネ塩酸塩水和物2.5mg/回を積極的に使用することとなった.

　Eさんの疼痛の訴えが乏しいことから評価が難しく,頓用薬を促しづらいという看護師の話もあったため,Eさん本人に疼痛の有無と程度を確認するとともに,アビーの疼痛評価尺度を使用し,他覚的にも疼痛を評価するようにした.また,客観的な評価となるため,Eさんの表情や行動をどのように読み解くかを話し合い,観察できるようにした.認知症があるからといってEさんの言動を本当の訴えなのかどうかわからないと思い込まずに,何かサインを出していないか訴えをていねいに聴き,接するようにした.そして,もともと7時間ほどしか眠っていなかったEさんの生活背景を理解し,病院の生活リズムを強いるのは難しいということも共通認識とした.中途覚醒したEさんに無理に眠るよう促すことをせず,様子を見守るようにした.

　疼痛評価に他覚的評価も加えることで頓用薬を促しやすくなったこと,Eさんの思いや苦痛を理解しようとかかわったことにより,不快な思いの軽減につながったのではないかと考える.これらのかかわりの結果,痛みが和らぎ,夜間歩き回るという行動が減り,数時間ずつのまとまった睡眠もとれるようになっていった.

目標3の具体策

- 散歩する時間などをつくり,Eさんが好む方法で気分転換を図る
- 少しの時間でも家族と過ごせる時間を調整し,安心感につなげる

　ひとりで自由に過ごしてきた入院前の状況と異なり,病室内だけで過ごすことを余儀なくされていた.「イライラすることはありますか?」と問いかけると,「ある」との返答があり,「あっちに行ったり,こっちに行ったりすると止められることですか?」と問うと,「そうね」との返答があった.夜間の看護記録や看護師の話からも,行動を制止しようとする声かけや態度に対し易怒的になり,看護師を叩こうとする仕草をしている.Eさんの置かれている状況,医療者が行動を制止することを,Eさんがどのように感じているかを話し合い,行動を制止せず見守ることと行動を監視しているように感じる離床センサーの使用をやめ,さりげなく見守り,声をかけることに変更した.

　看護師は,午前,午後の業務を調整し,中庭の花壇などEさんが好む場所へ一緒に散歩することで,Eさんの気分転換が図れ,ストレス軽減にもつながるかかわりができるよう努めた.入院前はデイケアに行くことで日付や曜日,時間などを認識できる環境にあっ

たが，入院後は日々同じような毎日が過ぎていく生活であるため，リアリティオリエンテーションを取り入れ，日付，曜日，時間をさりげなく伝えるようにした．また，室内のカレンダーにはEさんと一緒に線を引くようにした．中庭にはその時々の旬の花が咲いているため，散歩のときには花を観賞しながら季節を感じられる声かけをするようにした．これらのかかわりの結果，散歩をすると表情が穏やかになり，看護師がEさんの行動の制止をやめ，見守るという姿勢に変えたことで易怒的になることもなくなった．

　長女は仕事があり，なかなか面会に来られない．Eさんの妹も仕事や親の介護があり，家族の面会がほとんどない状況であった．ただ，妹が来院するとEさんの表情はとても穏やかになり，その日の夜はよく眠れているようであった．その様子を見ていた看護師は，妹にもう少し面会に来てもらえるよう伝えていたが，その負担から流涙することもあったため，大きな負担にならないよう配慮した声かけをするようにした．妹の仕事や介護による負担をねぎらいつつ，時間の許すかぎり面会に来てもらえるように依頼した．Eさんにとって妹の存在が支えになっているという言葉に，妹は「短い時間でも来院したい」と話し，数分でも顔をのぞかせるようになった．また，時間のあるときには2人で喫茶店にコーヒーを飲みに行くなどして，家族の時間をもてた．妹とゆっくり過ごせた日のEさんは表情が穏やかで，夜間の睡眠もとれていた．

Ｅさんの事例のまとめ

　本人から疼痛の訴えがないと，医療者も「疼痛はない」と思い込み，夜間の睡眠がとれず，病棟内を歩き回るという行動のみに目がいきがちになる．そして，薬物で行動を制止できないかと考え，対応してしまう傾向にある．しかし，その行動が起こる背景要因を探り，取り除くようにかかわることで症状は軽減する．Ｅさんも自ら疼痛を訴えることはなかったが，いままで眠れていたのに眠れなくなったこと，病棟内を歩き回ることが，なぜ起こったのかを深く考え，その要因として“痛み”に着目した．痛みを軽減するために他覚的な評価を行い，疼痛コントロールを図ることで夜間入眠でき，病棟内を歩き回る行動はみられなくなった．自ら訴えることがなくとも，病状の進行や行動・心理症状に目を向け，その要因にアプローチすることが必要である．

　Ｅさんの行動を，不眠や徘徊，看護師への暴力ととらえるのでなく，痛みがあるがうまく表出できず，なぜか行動を静止されるＥさんが置かれている状況，感じている世界を理解しようとすることで，ストレスを軽減する声のかけ方，かかわり方に変わっていった．入院によるストレスを完全になくすことは難しいが，相手がどのような状況にいるのかを想像してかかわることでストレスは軽減でき，不安から安心感へと変化し，夜間の睡眠にもつながったと考える．

　Ｅさんはもともと独居であったが，環境が変わることで自分の居場所ではないと感じ，孤独感も強くなっていた．家族の面会により社会のなかでつながりを感じられる調整を図ったことは，Ｅさんの安心感につながったと考えられる．そして，突然の入院により生活が大きく変わってしまったＥさんに対して，見当識に意図的にはたらきかけることで，混乱を最小限できたのではないか．

　また，〈見張られている〉感覚を少なくし，〈見守られている〉感覚をもってもらえたことで，Ｅさんの安心感につながったのではないか．かかわる側の接し方ひとつで，対象が感じる印象は大きく変わることを認識してかかわることが重要である．

事例 6

（執筆：弘 顕子）

トイレに頻回に行きたいFさん

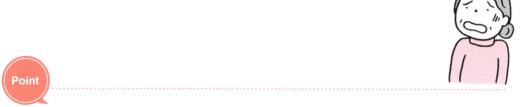

Point

- 頻回にトイレに行く理由を，行動や時間帯から推測する
- 身体的要因も念頭に置き，これまでの生活環境，心理社会的要因をアセスメントする
- 頻回にトレイに行く理由と考えられる要因に対してはらたきかける

事例紹介

Fさん（83歳，女性）は，腹痛と嘔吐があり救急搬送された．胆管炎と診断され，内視鏡的治療を行い，入院となった．抗菌薬を投与し，血液検査の結果が改善傾向にあるため，持続点滴は終了した．入院3日目，食事形態を変更しながら，消化器症状の有無を観察している．

入院当日はぐったりとして失禁していたが，入院翌日から「おしっこ」と10〜30分ごとに繰り返し，トイレに頻回に行っている．数分前にトイレで排尿があったことを伝えるが，「行っていない．おしっこに行きたい」と話す．

 ## 情報収集とアセスメント

❶ 既往歴や使用薬剤

[既往] 高血圧，脂質異常症，糖尿病，変形性脊椎症
[使用薬剤] 降圧薬，抗コレステロール薬，血糖降下薬，抗認知症薬（ドネペジル塩酸塩）
[臨時薬剤] 腹痛時にアセトアミノフェン

❷ 認知症の診断と認知機能障害

[診断] アルツハイマー型認知症（4年前に診断，MMSE17点）．

トイレや自室の場所がわからずに迷う．場所について尋ねると「わからない」と答える．日中に夫を呼ぶことはないが，夜間はナースコールを握りしめ，「お父さん，助けてー」と夫に対して大きな声で呼びかけている．夫は，面会の様子から，「普段と違う感じはない」と話している．

>> アセスメント

近時記憶や場所に対する見当識が低下している可能性がある．また，自身が通過した道や方向，環境がわからず道に迷う様子から，視空間認知も低下していると推測された．ナースコールの用途は理解しているが，操作方法がわからず，観念失行を認めている可能性があり，実行機能に影響を及ぼし混乱をきたしているのではないか．一方で，人物に対する見当識は維持しており，夫を探す言動から，夫の存在は精神的支柱と推測される．夜のみ夫を呼んでおり，視界からの情報があれば状況判断力は比較的保持されている．夫の情報からは，症状の急激な変化はなく疎通がとれていることから，せん妄の発症はないと判断した．

❸ 認知機能障害による生活の困難さ

[排泄]「おしっこ」と10〜30分ごとに繰り返しており，トイレに行ったことを覚えていない．排泄のたびにスタッフに声をかけているが，日中に失禁は認めていない．尿意は，夫が帰宅した夕食前に示すことが最も多い．夜間には時折失禁し，衣服を脱ぎ，ベッド上で頭と足の位置が反対になっている．夫を呼び出す声や柵を揺らす行動に気づき，トイレに案内をしている．排泄動作に関しては，トイレへ案内をするのみで介助を必要としない．

[食事] 7分粥をスプーンで摂取している．夫が毎日の面会のたびにテーブルの上に置くペットボトル500mL3本を飲んでいる．食事中に尿意や便意を示すことはない．

[活動] 夫とともに近所の公園で1時間程度歩くことが日課であったが，ひとりで散歩に出かけ，帰宅できなくなることも数回あった．入院中は，ベッド上で長座位や端座位で過ごしながら，そわそわと動きだすことが多い．

[休息] 夕食後は臥床して過ごす時間が増え，消灯前には入眠している．早朝にかけて眠りが浅くなり，夫を呼ぶ回数が増える．

[コミュニケーション] 会話は成立するが，間が空くことや，文章が短くなることが多い．自ら会話を始めることは少ない．物の名称が出てこないことや言い間違えることが時々ある．

>> アセスメント

行き慣れている公園から帰宅できず場所の見当識が低下していることや，ナースコールの操作方法がわからず複雑な問題解決が難しい状態より，認知症のステージは中期であると考える．排泄に関しては，尿意・便意を知覚し，トイレで排泄を満たす一連の行動は保持している．夜間のみにみられる失禁は，トイレの場所を確認できない環境が影響していると考える．とくに照度が下がることで視空間認知機能に影響し，周囲の環境と自分との位置関係を特定しにくい可能性がある．また，ベッドでの体位の変化や，夫を呼び，柵を揺らす行動は，困っている心境を知らせるための，本人なりの努力による行動の結果かもしれない．同様に，衣服を脱ぐ行動は，切迫する尿意・便意や失禁後の不快感を示唆している．そのため，排泄環境を整えることで，Fさんの排泄機能を維持できるのではないかと考えた．

夫が帰宅した直後に最も頻度が多く，不安の影響を受けている可能性が高いため，夜間の排泄間隔や就寝時間より，排尿パターンが休息を妨げている可能性は低い．

コミュニケーションでは，自ら話題をみつけることが難しく，喚語困難などの症状も認めているため，自身の思いを系統立てて状況を説明する，思いを十分に喚語することが難しい．さらに，入院したことで日課の散歩もできず，すべきことやできることがなく，所在がない気持ちとなりやすく，目の前にあるペットボトルの飲水量が増え，尿意を知覚する頻度が高くなった可能性があると判断した．

❹ 身体的な苦痛や不快感

[検査データ]（入院時）CRP：8.75mg/dL，WBC：10,680/μL，AST：187U/L，ALT：133U/L，ALP：437U/L，γ-GTP：289 U/L

（入院4日目）CRP：5.13mg/dL，WBC：5,120/μL，AST：36U/L，ALT：68U/L，ALP：378U/L，γ-GTP：140U/L，AMY：51，尿外観：清，pH：6.4，尿タンパク定性（−），尿糖定性（−），尿ウロビリノーゲン（−），

尿潜血反応（−），尿ケトン（−），尿比重1.014，亜硝酸塩検査（−），尿白血球検査（−）

[消化器]腹部の触診では，腹壁は柔らかく，圧痛を認めない．腹痛や排尿時痛に，嘔気の有無を尋ねると「ない」と返答する．身体を丸めるような体位をとることは観察されない．食事摂取時には，休憩をはさむことなく全量摂取できている．

[排泄症状]入院前の排尿は6回/日程度であったが，入院翌日以降は日中10〜30分ごとに尿意を示す．1回の尿量は50〜150mL程度で，排尿までに時間がかかる．夕食以降は，食後に排尿を済ませると早朝まで排泄行動は認めないが，時折失禁を認める．排便は入院前と同様に2日に1回あり，ブリストルスケールは4〜5である．

[疼痛]変形性脊椎症の既往があるため，腰痛がある．

>> アセスメント

コミュニケーションの障害により自覚症状を効果的に表出できず，重篤な症状をまねく可能性もあるが，検査データや消化器症状から身体症状は回復傾向である．膀胱炎を疑う所見もなく，夜間の排泄行動より膀胱蓄尿障害を認めていない．時折失禁することに対して，羞恥心や失禁への不安を感じている可能性がある．腰痛による不快感があり，起立動作のきっかけとなるとも考えられる．

❺ 生活背景

夫と2人暮らしである．介護保険の区分は要介護2である．デイサービスを2回/週，ヘルパーを1回/週利用している．自宅では，夫の声かけのもと，米研ぎやタオルたたみなどの家事を担当していた．夜中にトイレの場所がわからないことがあったため，夜間はトイレの扉を開け，照明を点けていた．失禁はないが，便器を流すことを忘れることが多い．

夫婦2人で旅行に出かけることが趣味であったが，現在は自宅で過ごすことが多い．息子，娘夫婦ともに県外に居住しており，正月や盆休みに会う程度である．

事例 **6** ｜ トイレに頻回に行きたいFさん

① 既往歴や使用薬剤
高血圧, 脂質異常症, 糖尿病, 変形性脊椎症の既往. 降圧薬, 抗コレステロール薬, 血糖降下薬, 抗認知症薬を服用

② 認知症の診断と認知機能障害
アルツハイマー型認知症. 近時記憶や場所に対する見当識が低下している可能性がある.

③ 認知機能障害による生活の困難さ
「おしっこ」と10〜30分ごとに繰り返す. 夜間に時折失禁, 早朝にかけて眠りが浅くなり, 夫を呼ぶ回数が増える.

④ 身体的な苦痛や不快感
検査データや消化器症状から身体症状は回復傾向. 膀胱炎を疑う所見はない.

⑤ 生活背景
夫との2人暮らし. 夫の声かけのもと簡単な家事を担当

⑥ 環境
4人部屋の入り口近くのベッド. 部屋を出てすぐの場所にトイレがある.

>> アセスメント

　入院前から, 環境支援を受けながら排泄行動を行っていた. 夫が何をすべきか示してくれ, 自分の思いも汲みとってくれていた生活が途切れ, 心理的に不安や焦りを助長させている可能性がある. 夫婦2人で多くの行動や思いを共有してきた経過より, 夫はFさんの日常になくてはならない存在であったと考える.

❻ 環境

　夫の面会は午後にあり, 2〜3時間以上トイレに行かずに過ごす. 病室は4人部屋で, 入口近くのベッドである. 部屋を出てすぐの場所にトイレがある. 面会のない午前中や夫の帰宅後には, 看護師や理学療法士などに「どうしたらいいの？」と繰り返し尋ねることが多い.

>> アセスメント

　多床室であり, 他者との交流が図れず, 孤独や周囲との隔絶感を感じている可能性もある. 入口近くで, 人の出入りが気になることも考えられえる. 夫がそばにいるときには症状が出現しない.「どうしたらいいの？」と尋ねることが多いことから, 困惑や不安, 焦りがあるのではないかと考えた.

"トイレに頻回に行きたいFさん"のアセスメント

環境支援により排泄ニーズを満たす生活が行えていたFさんが，頻繁にトイレに通う要因として，さまざまな影響が考えられる．身体的要因としては，飲水量の増加による尿量の増加や，同一体位による腰痛や苦痛を感じている．心理的要因としては不安や焦りがあり，社会的要因としては，孤独や周囲との隔絶感，所在のなさを感じていると考える．環境要因としては，夫がそばにいないことで日常の過ごし方に困惑をしている可能性がある．要因の多くは推測によるものであるが，症状は夫がそばにいない時間帯に多く出現し，夫の面会後に頻度が増えていることから，それらの時間帯に感じている不安や焦りを緩和する支援が必要であると判断した．

看護の実際と結果

目標

1. Fさんの気持ちの不安や焦りが緩和される
2. Fさんなりの方法で排泄ができるように排泄環境を整え，入院前の生活に近い排泄（6回/日程度）ができる
3. 身体的要因である腰痛が軽減する

目標1・2の具体策

- 自室とトイレの道のりに赤色のビニールテープで目印をつけ，足元と部屋の入口にセンサーライトを設置する
- 時計を活用する．また，1日の流れを，夫の面会時間を記した予定表を用いて説明する．
- 夫の面会状況を写真で示し，不安緩和を図る
- 排泄できる機能を維持するため，夜間の排尿日誌を作成する
- リハビリテーションの時間を，夫の面会のない午前中に実施するよう依頼する
- 夫の面会後に病棟内をともに歩くことを提案し，気持ちを吐露する機会をつくる
- コミュニケーションを図る際には，伝わりやすいメッセージを考える，ジェスチャーを加える，簡単な言葉や短い文章へ変換する，などの工夫をし，Fさんが答えるための時間を待つ

トイレまで付き添うたびに，床に目印があることをFさんと確認した．足元と部屋の入口に設置したセンサーライトにより目印に気づきやすく，「こっちだったね」と確認して移動する

ようになった．夫の面会時間を確認しながら説明すると，「来るって？」「よかった」という反応を繰り返した．次の予定を認識できるよう説明したことで，「どうしたらいいの？」という発言は徐々に減った．同時に，食事以外の飲水量はペットボトル1.5本程度となった．夫の面会時の写真を見ると，「いつ撮ったの？」「来てたの？」と驚くとともに，不安そうな表情がなくなり，しばらく写真を眺めていた．これらのケアによって，トイレへ行く間隔が30分以上と長くなり，写真を見ている間はトイレに行かなかった．入院6日目には，日中を中心にトイレへ行く間隔が1時間以上になった．

夜間の排泄は早朝4時頃とわかり，巡視回数を増やしトイレへ案内することで失禁を認めなくなった．面会後に病棟内の歩行を提案すると，毎日承諾してもらえた．入院7日目には歩行バランスも安定して移動動作が自立して，ひとりでトイレへ行き，排泄をしてから自室に戻って来られるようになった．夜間は戻れないこともあるため，見守りも継続した．排泄回数は，入院前と同様の6〜8回/日となり，目標2を達成した．

入院9日目，抗菌薬の投与が終わり病状も安定した．日常生活動作が低下することなく，自宅に退院した．

※　目標3は，活動が増えたことにより症状が改善したため，介入を省略した．

Fさんの事例のまとめ

行動や時間帯を考えると，夫の存在がないことがFさんの行動に大きく影響していた．見当識やコミュニケーション能力の低下などが進行し，Fさんは「どうしたらいいの？」と困惑することが多くなっていた．場所や行動を示してくれ，不安な気持ちにも応えてくれる夫の存在に代わることは難しいが，環境調整により困惑する場面を少なくし，生活機能を維持することができる．出現している行動は，Fさん自身も困っているというサインであり，行動の背景を検討し，早期に緩和することが重要である．

Fさんのように，頻回な尿意を示す認知症の人は少なくない．膀胱炎の初期症状などの身体的要因や，不安や焦りなどの心理的要因，孤独や周囲との隔絶感など，さまざまな要因が推測される．身体的要因が影響している場合は，生命予後を左右することがあるため，最優先にアセスメントする必要がある．認知症の症状が進行するほど，推測という不確かな要素を含み，適切なケアを提供するまでに時間を要することもある．日常を支えている看護師だからこそ気づく小さな変化をアセスメントすることで，苦痛を最小限にするケアにつなげることができる．

事例 7

すぐに怒るGさん

（執筆：清川邦子）

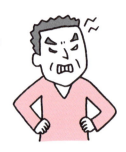

> **Point**
> - すぐに怒り出してしまう理由を明らかにする
> - 怒る理由と考えられる要因の除去を積極的に行う

事例紹介

Gさん（83歳，男性）は，アルツハイマー型認知症と診断されている．デイサービスを利用し，自宅で妻と2人で生活していた．発熱と腹痛のため受診したところ，誤嚥性肺炎，腸炎と診断され入院となった．入院後は，禁飲食のため，大腿静脈より中心静脈カテーテルが挿入された．また，呼吸状態の悪化がみられ，鼻カニューレによる酸素投与が開始された．

Gさんは入院時より不機嫌で怒りっぽく，処置をする際にも声を荒げたり，看護師を叩いたり，蹴ったりした．そのため，やむを得ず介護服の着用，体幹抑制ベルトによる身体拘束となった．その後も，清潔ケアや排泄ケアの際に声を荒げる状況は続いた．

情報収集とアセスメント

❶ 既往歴や使用薬剤

[既往] 2型糖尿病（50歳代）
[使用薬剤] 血糖降下薬（メトホルミン塩酸塩）

>> アセスメント

糖尿病の治療を継続中である．空腹時血糖は248mg/dL．認知機能にも関係するため，今後も血糖コントロールが必要である．

❷ 認知症の診断と認知機能障害

[診断] アルツハイマー型認知症．FAST6：やや高度，HDS-R：ステージ6（挨拶はできたが，質問に答えられず検査不可）

（入院前情報）直前の出来事を覚えていない，ひとりで外出すると慣れた道でも迷い帰宅できない，妻のことがわからなくなるときがある．

>> アセスメント

入院前の情報から，記憶障害，時間，場所，人に対する見当識の障害も考えられる．そのため，居場所や状況の判断，説明の理解も困難である．さらに体調の悪化もあり，不安や混乱が増強している可能性がある．

❸ 認知機能障害による生活の困難さ

[食事] 入院前，食事は準備されれば自分で食べることができていた．食事中にむせることがあり，お粥と柔らかいおかずにしていた．現在は禁飲食である．

[排泄] 尿意，便意はあり，トイレで排泄することができていた．現在は，排尿は尿器を使用，排便は車椅子でトイレに誘導し一部介助を要している．

[活動・休息] 治療のために安静臥床，体幹抑制の状態で自由に動くことができない．また，介護服を着用しているため，痛い箇所やかゆい箇所があっても手を添えることができない．昼夜問わず，うとうとしたり覚醒したりを繰り返している．

[身支度] 入院前，歯磨きや洗面は自分で行っていたが，本人任せだったため完全にできていたかどうかはわからない．入浴，更衣はデイサービスでスタッフが介助していた．

[コミュニケーション] 質問に対する的確な返答は困難で，つじつまが合わないことを話すこともあるが，その場の会話を楽しむことはできていた．現在は，声をかけただけで「うるさい」「殴るぞ」などと怒り，会話にならない．尿意や便意を伝えることはできるが，それ以外の要望などを話すことはない．

>> アセスメント

入院前は，介助を要することがあっても，慣れ親しんだ自宅で基本的な生活を維持できていたと思われる．食事の際にむせ込む様子から，嚥下機能が低下していると考えられ，また，口腔内の清潔を維持できていなかった場合，誤嚥性肺炎のリスクが高くなっていた可能性がある．

体調が悪いなか，入院によって環境が急激に変化し，安静を強いられることはGさんにとって，大きなストレスであると考えられる．とくに身体拘束によって身動きできない苦痛は，休息にも支障をきたしかねない．尿意や便意は伝えられていることや，その場の会話はできることから，Gさんが理解できるように説明を工夫することが必要である．

IV 認知症の人への看護　実践実例

① 既往歴や使用薬剤
2型糖尿病の既往．血糖降下薬を服用中で，今後も血糖コントロールが必要

② 認知症の診断と認知機能障害
アルツハイマー型認知症．記憶障害，時間，場所，人に対する見当識の障害が考えられる．

③ 認知機能障害による生活の困難さ
身体拘束されている．尿意や便意を伝えられることができ，その場の会話を楽しむこともできる．

④ 身体的な苦痛や不快感
腸炎による腹痛，呼吸苦が持続している．発熱が続き，CRPも高値で，全身倦怠感があると思われる．

⑤ 生活背景
大工をしていた．人の好き嫌いがはっきりしていて，デイサービスでも気に入ったスタッフしか受け入れない．

⑥ 環境
ナースステーション直結の2人床重症病室で，外界をつなぐ窓はない．

❹ 身体的な苦痛や不快感

［バイタルサイン］体温：38.0℃前後，脈拍：70〜90回/分，血圧：130/80mmhg前後，呼吸：20回/分，SpO$_2$：96%前後（酸素2L/分）

［血液検査］CRP：22.8 mg/dL，WBC：7,100，血糖：98mg/mL

≫ アセスメント

　発熱が持続し，CRPも高値であり，全身倦怠感があると思われる．それをうまく表現できず，また，状況を判断できないことで，二重の苦痛になっている可能性がある．

❺ 生活背景

　認知症が疑われる妻と2人暮らしで，長男と長女がいる．長男は他県在住，長女は車で約1時間の町に住んでいるが，同居する義母の介護のため，頻繁に会いに来ることは難しい．Gさんは大工（棟梁）をしていた．

　要介護2で，週2回のデイサービス（入浴含む），週2回の訪問看護を受けていた．人の好き嫌いがはっきりしていて，デイサービスでも気に入ったスタッフしか受け入れないとのことであった．

≫ アセスメント

　大工の仕事を長年しており，棟梁という責任ある仕事をしていた。自分なりのこだわりが強い人だったようである。自分の意にそぐわないことや指示されることを嫌う傾向があると思われる。入院によって変化した環境に適応するには時間がかかり，不安な気持ちや焦りなどから怒りが増したり，混乱したりする可能性がある。夜間せん妄にも注意が必要である。

100

事例 7 | すぐに怒るGさん

❻ 環境

ナースステーション直結の2人床重症病室で，外界をつなぐ窓はなく，ナースステーション内が見える窓のみである．看護師の動きなどが気になる様子で，気に入った看護師のユニフォームを見て「ほら，あそこにいる赤い人を呼んで」などと言う．

>> アセスメント

緊急入院後，重症病室での対応となり，Gさんにとっては混乱が増す環境である．

"すぐに怒るGさん"のアセスメント

Gさんはアルツハイマー型認知症のため，記憶や見当識が障害され，状況を正しく判断することが困難である．Gさんにとって入院は，環境の急激な変化に加え，知らない人たちに囲まれて点滴をされたり，身体拘束をされたりすることが恐怖であったと考える．医師や看護師の説明を理解できず，ケアを行われるたびに恐怖心が増強していた可能性がある．また，身体のだるさや腹痛などが機嫌の悪さにつながっている可能性がある．倦怠感や疼痛が緩和されないこと，身体拘束による苦痛は，せん妄発症のリスクになる．身体的な苦痛をできるだけ緩和し，身体拘束について評価し，安心して治療を継続できるようにする必要がある．

看護の実際と結果

目標
❶ 身体的苦痛が緩和する
❷ 不安や混乱が最小限になる
❸ せん妄を発症することなく退院できる

目標1の具体策

- 呼吸が楽になるよう姿勢を工夫する
- 酸素吸入のチューブや点滴ラインが気にならないよう工夫する
- 発熱に対しては，効果的で苦痛のないクーリング方法を検討する
- 訴えを聞くとともに，表情や態度から疼痛や呼吸困難の有無を把握し，必要時薬剤の使用を医師と相談する

入院時は発熱と倦怠感があり，酸素化が不良のため酸素吸入が開始となった．Gさんは酸

素吸入を嫌がり，外そうとすることが多かったため，看護師がそばについて「息が苦しくならないようにしましょう」と説明し，装着を促した．装着しようとすると「何すんだ」と声を荒げ怒ることもあったが，そばにいてベッドの頭の角度を上げたり，Gさんの表情を見ながら姿勢を整えたりすることを繰り返すことで，酸素吸入を外すことは減ってきた．

禁飲食のため，右大腿静脈からCVカテーテルが挿入され点滴が開始された．さらに，尿量をチェックするために尿管が挿入され，身体が管類に取り囲まれてしまった．尿管を引っ張る，CVカテーテル挿入部に触れるなどしたため，介護服を着用した．また，発熱のためか倦怠感が強く，ベッドから身を乗り出すなどして転落の危険があるため，安全ベルトが追加された．

管類に囲まれたGさんは混乱を生じはじめていたため，医師と相談のうえ尿管を抜去しおむつで尿測をすることにした．点滴セットの位置を調整し，ラインがGさんの背後を通ることで，なるべく目に入らないようにした．日中は安全ベルトを外し，夜間は急激な起き上がりによる転落予防として装着していたが，回復過程に合わせて抑制解除時間を延長するよう検討した．

Gさんの病室は看護師室内にある．しばしば訪室し会話することで，混乱を最小限にできたのではないかと思う．

目標2・3の具体策

- コミュニケーションのとり方を工夫する
- 身体拘束の解除に向けたケアを模索する
- 日中の過ごし方を工夫し，リハビリテーションを早期導入する

Gさんは，見当識障害や理解力低下があるものの，言語的コミュニケーションは保たれ，話し好きという印象があった．そこで，なるべく多くの会話をもつことをカンファレンスでの共通認識とした．また，窓から外の景色が見える部屋に移動し，日光を浴びることでサーカディアンリズムをつけていくようにした．また，ナースステーションに近く，看護師の出入りも多い4人床の病室へ移動し，Gさんを見守る体制とした．

外の景色を見たGさんは，高い建物を指さし，「あそこは俺が建てたんだ」と，大工をしていた頃の話をするようになった．その時の気分によったが，棟梁として人を使っていたこと，自分が切り盛りしてすべて自分が物事を決めていたこと，人から言われるのが好きでないことなど，自分の話をすることが増えた．

Gさんが怒ったり，叩いたりする原因は，抑制され，自由に動けないこと，おむつ交換などのケア時に，何をされるのかわからず，気持ちの準備ができていないままにケアが始まったことだった可能性が大きい．そこで，ケアする前にGさんへ声をかけて，おむつや使用する物品を見せ，何をするのかをジェスチャーで表し，うなずいたことを確認してからケアを実施した．そうすることで，怒ることが少なくなってきた．

窓側のベッドに移動した後は，外の景色を眺めることが気分転換となった．入院11日目からリハビリテーションが開始され，担当の理学療法士とともに歩行練習などが実施された．注意力と筋力が低下していたことから，膝折れや躓きそうになるなどしたため，見守りが必

要とのことであった.ひとりで歩行しようとする姿もみられ,センサーベッドやタッチコールで対応し,ベッドの周囲を一緒に歩くようにした.

また,日中の排泄時に,病室内にあるトイレに一緒に歩く回数を増やした結果,少しずつ筋力が戻り,足取りもしっかりしてきた.リハビリテーション以外では,ナースステーションにあるパソコンで動画を見たり,看護師と昔話をしたりする時間を設けた.現実認識をつけるため,食事時は「朝ご飯」「昼ご飯」「夕ご飯」,挨拶は「おはよう」「こんにちは」「こんばんは」など,会話に現実認識をもたせるよう24時間リアリティ・オリエンテーションも取り入れた.

夜間には睡眠薬の服用が必要であったが,日中の活動が増えたことで眠れるようになり,怒る様子はほとんどなく穏やかに過ごせるようになった.

Gさんの事例のまとめ

清潔ケアや排泄ケア時に攻撃的になったGさんは,何をされるのか理解できないまま,ケアが始まったことに不安になり,その防衛反応として,怒りが出現したと思われる.そのため,日常のコミュニケーションのとり方を工夫し,Gさんの理解度に合わせてケアの内容を説明することが有効であった.

また,抑制が患者の自尊心を傷つけ,怒りなどを助長することは周知のことである.身体拘束の3つの要件(p51参照),抑制しないケアを模索しながら,生活者としてのGさんが本来のあるべき姿に戻れるよう支援していくことが大切であった.

事例 8 （執筆：岡田直美）

レビー小体型認知症（DLB）のHさん

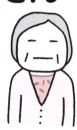

Point

- レビー小体型認知症の人の看護では，中核的な症状を消失することはできないが，それに伴う身体的・精神的苦痛を緩和する
- 疾患を理解し，特徴的な症状を正確に把握しケアする

事例紹介

Hさん（85歳，女性）は，1年前にレビー小体型認知症と診断されている．長女と2人暮らしで，デイサービスを利用しながら自宅での生活を継続していた．

1カ月前頃から夜中に突然大きな声で怒り，何度も長女を起こすことが連日続いた．また，誰もいないベッドを指さし，「赤ちゃんがそこにいる」などと混乱し，イライラしていることが増えた．そのため自宅での介護が困難となり，認知症治療病棟に入院となった．

入院後は，誰もいないソファを指さし，「子どもが座っている」と話したり，「さっき両親が来たけど，どこへ行ったの」と混乱したりするなど，落ち着かない状態が続いた．夜中には，大きな声で「何するんだよ」と叫ぶことや，「誰かが部屋に入ってきた」と怒ることがあり，眠れないことが頻繁にみられた．また，にこやかに会話していたのに，突然，無表情になったり，表情が険しくなったりすることがあり，ケア介入しようするスタッフを叩こうとする行為もみられた．

情報収集とアセスメント

❶ 既往歴や使用薬剤

[既往] 急性硬膜下血腫にて手術（80歳）
[使用薬剤] 抗認知症薬（ドネペジル塩酸塩），漢方薬（抑肝散），パーキンソン薬治療薬（カ

ルコーパ配合錠），リボトリール，酸化マグネシウム

❷ 認知症の診断と認知機能障害

［診断］レビー小体型認知症（MMSE 21 点）

　記憶障害は軽度で，日時の混乱はあるが，場所や人物は認識できる．H さんには，次のようなレビー小体型認知症の中核的な症状がみられる．

- 「子どもが座っている」「両親が来た」「虫がいる」などの，鮮明で具体的な幻視，実際には見えない何かを手に持って差し出す行動（写真）
- 夜間の大声などのレム睡眠行動異常
- 1 日のうちでも時間によって，はっきりしているときとボーッとしているときがあるなどの認知機能の変動
- すくみ足や身体のこわばりなどのパーキンソニズム
- 便秘，失禁，寝汗などの自律神経症状

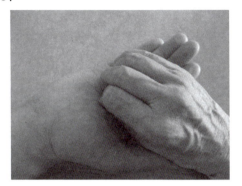

》アセスメント

　幻視は，不安，恐怖，混乱をもたらす可能性がある．訴えを遮ったり，否定したりするとますます混乱し，不安が強くなる．そのため，H さんの話を否定せずに傾聴し，安心できるような声かけや，錯覚などを起こさないような環境を整える必要がある．

　パーキンソニズムによって歩行が不安定で転倒しやすく，身体のこわばりによって更衣や移乗時の苦痛が生じやすいため，スムーズに歩行ができるようサポートし，安全，安楽に生活ができるようケア介入していくことが必要である．

　また，自律神経症状に伴う便秘，排尿障害，抑うつ症状などの身体的不調を起こす可能性があるため，日々の観察，アセスメントを行い，予防的に介入することで，異常の早期発見や苦痛の緩和をしていく．

　レビー小体型認知症の中核的な症状を改善することは困難であるが，環境やケアの工夫によって苦痛を最小限にする必要があると考える．

❸ 認知機能障害による生活の困難さ

［食事］状態が良いときは，食事動作が自立しており，嚥下も良好である．しかし，ボーッとしているときは，身体の動きにくさもあり，自ら食事を開始できない，食べ物をこぼしやすい，食事の介助を行っても口を開けない，「ご飯いらない」と食事を拒否する，飲み込みが悪く食事摂取量が減少するなどの状況がみられる．

［排泄］尿意，便意を訴えることができ，トイレで排泄できるときもあれば，失禁するときもある．

［睡眠］夜中に突然大きな声で叫ぶなど，良質な睡眠を得られていない．

[歩行] すくみ足で最初の一歩が出にくい．小刻み歩行であり，介助が必要である．

[コミュニケーション] 状態が良いときは会話でき，自分の意思を伝えられるが，ボーッとしているときは，言葉が出にくく，自分の意思や訴えをわかってもらえない．

≫ アセスメント

　認知機能の変動は，Hさんの日常生活に影響を及ぼす．その日，その時の状態を正確に把握されずにケアすると，Hさんの自尊心を傷つける可能性がある．認知機能が低下している（頭がボーッとしている）ときに，「いまトイレに行きましょう」「行かない」，「いまお風呂に入りましょう」「入らない」と押し問答したあげく，拒否があっても無理に排泄や入浴をしてしまうと，Hさんには不快感しか残らない．わかってもらえないつらさがケアへの抵抗につながると考えられる．

❹ 身体的な苦痛や不快感

　バイタルサイン，血液検査は正常値である．自然排便がみられず，内服薬や座薬による排便コントロールを行っている．パーキンソニズムが悪化すると身体のこわばりが強くなり，摂食嚥下機能が低下する．

❺ 生活背景

　20歳代で結婚し，2人の子どもがいる．夫は5年前に他界し，その後は長女と2人暮らし．人と打ち解けやすい性格で，まじめで几帳面．洋裁が趣味である．

❻ 環境

　認知症病棟の4人部屋に入院している．病室，廊下，病棟ホールなどで自由に過ごせる環境である．日中は病棟のホールで過ごすことが多い．

事例 **8** | レビー小体型認知症（DLB）のHさん

① **既往歴や使用薬剤**
急性硬膜下血腫の既往，抗認知症薬と抗精神病薬，漢方薬を服用している.

② **認知症の診断と認知機能障害**
レビー小体型認知症，幻視・妄想などの中核症状がある．記憶障害は軽度で，日時の混乱はあるが，場所や人物は認識できる.

③ **認知機能障害による生活の困難さ**
認知機能の"変動"が日常生活に影響を及ぼしている.

④ **身体的な苦痛や不快感**
内服薬や座薬による排便コントロールを行っている．パーキンソニズムが悪化すると，摂食嚥下機能が低下する.

⑤ **生活背景**
夫と死別後，長女と2人暮らしをしている．まじめで几帳面．洋裁が趣味である.

⑥ **環境**
認知症病棟の4人部屋に入院している．日中は病院のホールで過ごすことが多い.

"レビー小体型認知症（DLB）のHさん"のアセスメント

　Hさんにみられる幻視，夜間の突然の大声，歩行の不安定さ，身体のこわばり，症状の動揺などは，レビー小体型認知症の中核的な症状であると考えられる.

　幻視は，不安，混乱，恐怖が妄想に発展する可能性がある．レム睡眠行動異常により，良質な睡眠を得られない可能性がある．また，パーキンソニズムなどによる歩行の不安定さにより転倒のリスクが高くなる．さらに，症状の動揺は自身でのコントロールが難しく，状態が悪いときには日常生活の支障が大きくなる．レビー小体型認知症の中核的な症状を改善することはできないが，その時々の状態を把握し，症状に伴う苦痛を緩和する必要がある.

IV 認知症の人への看護　実践実例

看護の実際と結果

目標
1. 幻視に伴う不安，恐怖，混乱が最小限になる
2. 夜間に覚醒しても，混乱せずに再入眠できる
3. 本人の状態に合わせた生活を送ることができる
4. 転倒せずに過ごすことができる

目標1の具体策
- 幻視による混乱が強い場合には，いったん本人の訴えを傾聴し，「たいへんでしたね」と，Hさんの気持ちをねぎらう声かけを行う
- 落ち着いているときは，「あそこに虫はいないようですよ」「赤ちゃんはいないですよ」と伝える．また，「あの虫は私が退治しておきます」「赤ちゃんのお世話はするので安心してください」などと，Hさんが安心できる声かけを行う
- 実際には見えない何かを手渡してくるときには，否定せずに受け取り，「ありがとうございます」と声をかける
- 錯覚による混乱を予防するため，ベッドの布団はきれいにたたむ，カーテンの開閉を中途半端にしない，床頭台，ベッド周囲に余計なものは置かないなど，環境を整備する

　Hさんが，「ベッドに誰かがいる」と訴えるようなことは減少した．他にも幻視と思われる訴えは続いたが，それにより混乱を生じることはなくなり，落ち着いて過ごせる時間が増えた．

目標2の具体策
- 夜間に寝言や大きな声をあげて混乱しているときは，一度照明をつけて覚醒を促してから，「どうしましたか」「怖い夢をみましたか」などと声をかける
- 飲み物などを提供しながら，意識がはっきりとしてくるまで待つ
- 落ち着いた様子がみられたら照明を消し，再入眠を促す

　夜間に大きな声を出すことはみられたが，すぐにかかわることで混乱することなく再入眠できるようになった．

目標3の具体策
- ケアの際，不機嫌なときは無理強いせず，時間をあけて介入する
- 急にイライラし怒りはじめたときには，その場から少し距離をとる
- 食事動作が止まってしまうようなときは介助を行う．介助を行っても口を開けないときには，無理をせず中止する
- 身体のこわばりが強いとき，更衣，移乗介助は2人のスタッフで行う

- 排泄は，トイレで排泄できるときはトイレで介助し，失禁があるようなときにはベッド上で介助するなど，本人の状態に合わせる

　Hさんの状態に合わせて無理なくケアを提供することで，苦痛様表情になったり，ケアに対して手が出たりすることはなくなった．

目標4の具体策

- すくみ足で一歩が出にくいときは，「一歩を大きく出しますよ」「せーの，いちに，いちに」などと声をかけ，スムーズに歩行できるようサポートする
- 突進歩行や小刻み歩行の場合は一度立ち止まり，落ち着いてから再度歩きはじめられるよう歩行状態に合わせてサポートする
- 混乱や不安が強いときは，よりいっそう不安定な歩行になるため，椅子に座って話を傾聴し，気持ちが落ち着いてから歩行を促す
- 椅子からの立ち上がりが頻繁にある場合は，「どうしましたか」「何か気になることがありますか」と確認する．また，少し一緒に歩行し，気分転換を促す

　これらのことにより，転倒することなく過ごすことができた．

Hさんの事例のまとめ

　レビー小体型認知症の人の看護では，中核的な症状を消失することはできないが，それに伴う身体的，精神的な苦痛を緩和することが大切である．疾患を理解し，特徴的な症状を正確に把握し，ケアすることが必要である．現場でのマンツーマン対応は，難しいかもしれないが，個別なていねいなかかわりは，本人のみでなくスタッフにとっても楽になる．
　本事例は，レビー小体型認知症の症状に焦点を当てて紹介したが，すべての症状をレビー小体型認知症と結びつけてしまうと，他疾患による症状を見落としてしまうことがあるので注意したい．

事例 **9** （執筆：小原良之）

前頭側頭型認知症（FTD）のIさん

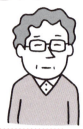

Point

- FTDの認知機能障害と他の疾患の治療との両立を図る
- FTDの認知機能障害を前提とした生活を再構築する

事例紹介

Iさん（50歳代前半，男性）は，7月下旬（気温38℃）に路上で倒れているところを通りがかった人に発見され，熱中症の診断で緊急入院となる．補液とクーリングが開始され，高血糖状態もあったため糖尿病治療が開始された．頭部CTでは受傷所見はないものの，前頭部と側頭部の萎縮を認め，前頭側頭型認知症（FTD）と診断された．入院2日目はベッドからほとんど動かずに寝ていたが，3日目の朝食後にIさんがいないことがわかった．夕方，Iさんが帰宅したと妻から連絡があり，翌日（4日目），妻とともに病棟に戻った．

 ## 情報収集とアセスメント

❶ 既往歴や使用薬剤

[既往] 2型糖尿病
[使用薬剤] 超速効型インスリンの皮下注射を食前血糖値に合わせて実施．電解質を補正する補液

40歳代前半に糖尿病と診断され，内服治療でコントロールできていた．しかし，50歳代半ば頃にかかりつけ医から受診に来ていないとの連絡があり，それを妻が指摘すると，「そんなこと，関係ない」と声を荒げたことがあった．そのため，妻は受診を強く勧められずに治療が中断していた．現在は，上記のとおり超速効型インスリンの皮下注射を実施し，血糖値は150〜280mg/dLで推移している．また，補液加療を継続している．

❷ 認知症の診断と認知機能障害

[診断] 前頭側頭型認知症（FTD）

　会社員であったIさんは50歳代半ば頃から仕事でよくミスをするようになったため，非常勤雇用に変更して勤務していた．しかし，口数が少なくなって挨拶をしても返さないこと，会議中に部屋を出て行くこと，物にあたることを指摘されるようになり，妻とも相談して50歳代後半で退職した．退職後は，毎日のように朝から散歩に出かけて夕方に帰宅，たまに家にいる日は何もしないで寝て過ごしていた．

≫ アセスメント

　口数が少なくなってきたことから，失語の進行が考えられる．FTD特有の立ち去り行動も出現し，会社勤めからの常同行動も出現している．さらに，前頭葉機能低下に伴う脱抑制により，物にあたる行為や妻に声を荒げることなどが出現していると考える．

❸ 認知機能障害による生活の困難さ

[食事] 食べ物の好き嫌いはなく，濃い味付けを好んでいたが，最近は甘いものを好んで食べていた．配膳して「食事の時間ですよ」と声をかけると，「食事の時間ですよ」と言いながら立ち上がって，歩きだす．箸を使って食べ，むせることはない．

[排泄] 独歩でトイレまで行って介助なしに排泄し，自室に戻ることができる．

[活動] 認知機能検査には，黙るか，「うん，そうね」と言うだけですぐに立ち上がり，留まるよう促すと強く手を払いのける．また，朝食の途中に病棟を出てエレベーターで1階に降りようとしていたIさんに，出勤してきた看護師が偶然居合わせたことがある．

≫ アセスメント

　声かけへのオウム返しがあり，超皮質性感覚性失語も出現している．嗜好の変化はFTDの症状のひとつである．2型糖尿病の既往により，血糖コントロールが必要であるが，安易な食事制限を行うと脱抑制の症状により苛立ちを表現する可能性があるため，1回摂取カロリーの調整や立ち去り後でも提供しやすい経口補助食品を検討する．

　また，常同行動や立ち去りによる歩行を運動療法の視点でとらえ，生活の再構築につながるよう調整することが必要と考えられる．

　朝の何時にどのようなコースでどこへ行き，何をしているか，この一連の行動のなかにケアにつながるヒントが隠れていることがある．Iさんの場合，会社の通勤時間帯と重なる外出パターンがあり，仕事自体がIさんにとって重要なキーワードである可能性がある．そのため，従来の仕事に代替できる"何か"を提供することで，新たな常同行動化を促せる可能性が高い．

❹ 身体的な苦痛や不快感

　Iさんは「サイダー」としきりに訴えるが，それ以外の自発的発言はない．

[バイタルサイン] （搬送時）体温：38.9℃，血圧：90/35mmHg，脈拍100/分．入院2日目以降，入院4日目の帰院時までバイタルサインは異常なく経過した。

[検査データ] （搬送時）CTにて前頭部と側頭部の萎縮を認める．血糖値：389mg/dL

>> **アセスメント**

「サイダー」という発言から，FTDによって嗜好が変化している可能性が考えられる．しかし，糖尿病の既往から，「低血糖時はサイダー」という概念が常同化している可能性もあり，なんらかの不調や生理的欲求を感じて「サイダー」を欲していることも考えられる．そのため，発言があったときには，体調の変化や空腹・排泄などを確認する必要性を考える．また，糖尿病を考慮して，サイダー以外の経口補助食品の活用も考慮する．

❺ 生活背景

妻と2人暮らし．他県で妻子と3人で暮らす長男は，以前はよく帰省していた．Iさんも孫と積極的に遊んでいたが，最近はかかわろうとする様子もなく，孫もそんなIさんから離れ，いまでは年2回しか帰省していない．そのため，妻には介護による疲労や不安がみえる．

>> **アセスメント**

医療介護福祉サービスを活用して妻の介護負担の軽減を図る必要がある．また，長男に対しても，Iさんの病状の正しい理解を促し，家族交流の場を再構築していくことが求められる．

❻ 環境

内科病棟(3階)の4人部屋に入院しており，同室者は60～70歳代男性である．トイレは部屋を出て右に曲がった先，エレベーターと階段は左に曲がった先にある．いずれもナースステーションの横を通過する．フロアに自動販売機はなく，1階の総合受付正面に売店がある．総合受付には，事務職員以外にインフォメーションナースや警備員が常駐している．救急以外の病院出入り口は午後8時から午前7時まで閉まっている．

>> **アセスメント**

Iさんが病棟内で療養できるよう，デイルームでの食事やケア，リハビリテーションを同じ時間・同じ場所で実施することで，新たな常同化を図れる可能性がある．また，Iさんが回るコースを把握して要所の職員と情報共有することで，Iさんの行動を見守ることができる．

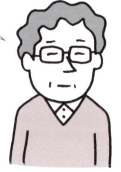

① **既往歴や使用薬剤**
2型糖尿病の既往．超速効型インスリンの皮下注射と補液加療を実施している．

② **認知症の診断と認知機能障害**
前頭側頭型認知症．立ち去り行動．常同行動，脱抑制が出現している．

③ **認知機能障害による生活の困難さ**
食事や認知機能検査の際に，立ち上がって歩き出す．

④ **身体的な苦痛や不快感**
しきりに「サイダー」と訴えるが，苦痛や不快感を含め，それ以外の自発的発言は聞かれない．

⑤ **生活背景**
妻と2人暮らし．長男家族は他県に住み，年2回しか帰省していない．

⑥ **環境**
内科病棟の4人部屋に入院している．トイレやエレベーターに行く際には，ナースステーションの横を通過する．

"前頭側頭認知症（FTD）のIさん" のアセスメント

　Iさんは，常同行動，立ち去り行動，言語の保続，超皮質性感覚失語，脱抑制，理解・判断力の低下などの認知機能障害がある．これらによって，日常生活やDM治療に困難が生じており，認知機能障害に焦点をあてたアプローチを展開しなければならない．さらに，Iさんは再度離院する可能性も高いことから，予防・対応案を考えていく必要がある．しかし，ここでIさんの行動を制限してしまうと，苛立ちや不信感などの負の感情から関係構築の障害になり治療継続も困難となるため，無理に行動を抑制しない対応が求められる．そこで，なぜ離院したのか本人目線でIさんの行動をとらえ，病院・病棟内で安心・安全に過ごせるよう，病棟内でIさんが好む作業を見出し，病棟内でも継続してかかわれる方法を考える必要がある．

　また，FTDによる認知機能障害により，血糖値異常による自覚症状や生理的欲求などのニードもうまく表出できない可能性があり，本人の表情や言動から読み取る洞察力が求められる．さらに，医療・介護サービスとの接点が少なく，認知症治療・ケアの継続が中断する可能性があり，妻の疲労感によって介護力・ケアの質が低下する可能性が高い．

看護の実際と結果

目標

① 馴染みの空間・人・時間を調整することで，院内で安全に活動できる
② 視覚情報を活用してコミュニケーション能力を維持する
③ 退院後のリスクを回避し，家族負担を軽減した日常生活に移行できる

目標1の具体策

- リハビリテーション，食事，処置などの日課表をベッドサイドに掲示し，決まった時間，決まった場所（席）で実施する
- 家族同意のもと，Iさんの顔写真や活動時刻を他病棟，外来，受付，警備職員などの多職種と共有する．また，同室者への理解を促す
- 栄養士と連携して，手に持ちやすい食べ物や補助食品を提供し，10時と15時にサイダーを提供する

　リアリティ・オリエンテーションとして，毎朝，日課表で1日の流れを説明した．この日課表は，退院後も同様のパターンで継続できるよう妻を交え，医療ソーシャルワーカー（MSW）

やリハビリ職員などと協働して作成した．これらの活動は決まった時間，決まった場所(席)で行い，その都度，「○○時のリハビリです」「○○時です．お昼ご飯です」「○○時の注射です」「○○時の足浴です」などと声をかけた．はじめはケア介入に拒否的な言動や落ち着かない様子も目立ったが，毎日繰り返すことで，予定時刻にIさん自ら椅子に座ることが多くなり，歩きだしと同時に付き添うことでリハビリ室まで行けるようになった．また，毎朝9時にラジオ体操をすることを目標にしたところ，8時の朝食後，デイルームで待つようになった．

　Iさんは再度離院する可能性が高いため，予防策と対応案を考えておかなければならない．しかし，行動を制限すると苛立ちや不信感などの負の感情から関係構築の障害になるため，無理に止めることなく見守る対応が求められる．Iさんを見かける時刻や場所がある程度一定であるとわかったことから，対応策として，家族同意のもと，Iさんの写真や活動時間を，院内の多職種と共有することにした．結果として，Iさんの常同行動(時刻表的行動)は完全に消失せず，たまに病棟を離れることもあったが，院内の見守り体制を整えたことで離院は防げている．また，同室の患者とのトラブルが発生する可能性もあるため，家族同意のもと，同室の患者・家族に理解を求めた．

　食事途中の離席を無理にとめず，手に持ちやすい食品や補助食品を提供したことで，食事療法と常同行動，立ち去り行動の運動療法の両立を図ることができた．10時と15時にサイダーを提供することで糖尿病コントロールの弊害にはなるが，Iさんの要求に応えて満足を得てもらうことで，関係性構築のきっかけとなり，療養生活への介入がスムーズになったといえる．

　その後，病棟外や病院外へ行こうとする様子は減ってきている．

目標2の具体策

- 単語での声かけ（例：「ごはん，たべる」）や，ジェスチャーでの指示を取り入れる
- 表情や口調をIさんに合わせ，「○○なのですね」などと相手の言葉を繰り返す
- Iさんの非言語的な表現から感情を推し量り，言葉にして伝える

　Iさんは著しい言語的コミュニケーション障害をきたしているため，非言語的コミュニケーション(表情やジェスチャーなど)による介入が求められる．「食事の時間ですよ」などの短い文章でもIさんは反響言語になり，意図した疎通を図りにくい．「ごはん，たべる」などの単語レベルの言語と，萎縮が少ない後頭葉(視覚情報)と頭頂葉(空間情報)の機能をいかして「目線を合わせる」「手招きする」「手引きをする」「座る椅子を指さす」「食べるジェスチャーをする」などの非言語を組み合わせてかかわった．そして，表情や口調をIさんに合わせるカリブレーションやミラーリングを活用して，非言語的な共感的態度で接することを基本とした．声かけに反響言語が返ってきても，相槌を打ったり，「そうです，ご飯の時間です」と繰り返したりすることでIさんの発言を受容する姿勢を示し，「楽しそうですね」「つらそうですね」と，Iさんの非言語的なメッセージを言葉にして伝えていった．

事 例 **9** 前頭側頭型認知症（FTD）のIさん

目標3の具体策

- 妻の負担感を傾聴する．また，介護保険を申請し，MSWやケアマネジャーなどの関係職種と家族を交えたカンファレンスを実施する
- 持続型溶解インスリンの皮内注射，昼1回実施に変更する．
- 自治体が実施している徘徊対策制度を導入し，家族同意のもと，警察や近隣コンビニ・スーパーへの情報提供を行う．

　Iさんの妻には，介護による疲労や不安がみえる．そのため，退院後のIさんへの介護と糖尿病に対する食事管理や服薬・インスリン管理を，妻ひとりで負担することになりうる状況において，妻の負担軽減を図りながらケアの質を下げないための退院調整が必要である．そこで，Iさんは現在55歳であるが，介護保険第2号被保険者となりうる（FTDは介護保険特定疾患）ため，介護保険の利用を申請し，Iさんと妻に適したサービスの導入をMSWと検討することにした．また，地域のフォーマルサービス，インフォーマルサービスへはたらきかけることも，Iさんと地域の間でのトラブル予防に重要である．

　今後，デイサービスやデイケアの導入も考慮し，持続型溶解インスリンの皮内注射を昼1回としたことで，血糖コントロールを図れるようになった．また，自治体から配布された番号を靴に貼る対応を入院中から行い，退院後も地域による見守りが可能となった．

Iさんの事例のまとめ

　前頭側頭葉変性症は現在，前頭側頭型認知症（FTD），進行性非流暢性失語，意味性認知症に分類されるなど，さまざまな病型がある．FTDは，前頭葉と側頭葉の機能障害によって，常同行動，脱抑制，言語障害，無関心，立ち去り行動などの症状が生じるため，言語指示も理解されにくく，わが道を行く反社会的行動・脱抑制への対応に苦慮するなど，本人に適したケア方法を見出すことに難渋しやすい．

　そして，FTDの人が入院した場合は，病院という管理的な環境のもと，どうしても医療側の価値観でとらえてしまい，患者本人の生活がないがしろにされやすい．認知機能障害により日常生活に困難がある人をそのような非日常に適応させることは，さらなる困難を強いることにつながる．さらに，"入院している"こと自体が我慢の連続であることをふまえると，FTDの人にとっては，常同的な行動が制限されることで，脱抑制の症状を引き起こしやすくなり，苛立ちや無気力などの反応で表出されやすい．

　さらに，FTDは発症年齢が他の認知症より早く，Iさんのように就労時期から発症するケースもあるため，若年認知症の一種として，社会的にもノーマライゼーションにもとづいた就労支援・社会復帰，家族の介護負担や経済的負担を考慮していく必要がある．そのため，病棟看護師だけではマンパワー不足に陥ることも少なくなく，多職種が連携し，協働して取り組むことが求められる．

事例 10 （執筆：赤井信太郎）

せん妄（低活動）が合併したJさん

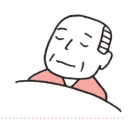

Point

- せん妄を合併した場合，向精神薬を使用する前に，身体的不調や苦痛へのケアを行う
- 転倒や骨折による入院の背景には，向精神薬や睡眠薬が影響している場合がある
- 低活動性のせん妄は，生命の危機にかかわる身体のメッセージである

事例紹介

　Jさん（80歳代後半，男性）は，アルツハイマー型認知症と診断されている．身長は154cm，体重は40kg．ショートステイ中のJさんは，夜間にトイレに行こうとベッドから降りたときにふらついて転倒し，動けなくなった．翌日，病院に受診したところ，右大腿骨転子部骨折と診断され入院した．手術を受けたJさんは，意識の覚醒状態が悪く，活動が低下し，術後6日目でも離床が進まなかった．

情報収集とアセスメント

❶ 既往歴や使用薬剤

[既往] 心不全，第一腰椎圧迫骨折（2年前），便秘症，白内障
[使用薬剤] 降圧薬，向精神薬，睡眠薬，抗認知症薬など

朝	降圧薬（アムロジピンベシル酸塩），抗認知症薬（ドネペジル塩酸塩，メマンチン），緩下剤
昼	緩下剤
夕	緩下剤
眠前	向精神薬（クエチアピンフマル酸塩），睡眠薬（ゾルピデム酒石酸塩）

≫ アセスメント

Jさんの日中の覚醒が悪いのは，腎機能が低下していることで，向精神薬や睡眠薬が体内に蓄積しやすいためと考えられる．また，朝に内服しているメマンチン錠によって眠気が出現し，日中の覚醒と活動性が低下し，夜間の睡眠が十分にとれなくなり，再び向精神薬と睡眠薬を服用するという悪循環に陥っている可能性がある．まずはJさんの睡眠覚醒リズムを観察し，薬効の影響を確認する必要がある．

また，2年前にも転倒による圧迫骨折を起こしていることから，ふらつきの出やすい向精神薬と睡眠薬の使用方法について医師と相談し，整理する必要がある．

❷ 認知症の診断と認知機能障害

[診断] アルツハイマー型認知症（HDS-R：16点/引き算：1点，数字の逆唱：0点，遅延再生：2/6点，言語の流暢性：2点）

話しかけると開眼し，受け答えはできる．病院にいることを忘れ，「ここは病院ではなく，デイサービス」と話す．動くと痛みを訴えるが，入院したことも手術したことも覚えていない．説明すると，「ああ，そうだった」と思い出せる．普段は簡単な文章を読むことができ，日めくりカレンダーやデジタル時計で時刻を理解できていたが，現在は，時刻を確認するために時計に注意を向けることもできない状態である．

≫ アセスメント

場所の見当識の障害があるが，家でないことは理解している．これまでできていたことができなくなっているのは，認知症の悪化によるものではなく，せん妄で覚醒状態が悪化したことによるものであると考えられる．まずは覚醒状況を改善することが優先される．そのうえで，時間・場所のオリエンテーションが，Jさんの見当識を改善することにつながると考える．

❸ 認知機能障害による生活の困難さ

ショートステイでのJさんは，他の利用者と挨拶をするなどの交流ができるが，複数の人と話すと，誰が何の話をしているのか，わからなくなることがあるようだった．長いレクリエーションなどがあった夜は，ぐったりとする様子があった．食事や排泄は自立しているが，頻尿であった．夜間になると，トイレや部屋を間違えることがある．歩いているときに後ろから声をかけられると，ふらつくことが多かった．

≫ アセスメント

他者と交流する能力は保たれている．しかし，複数の人が同時に話しかけたときに混乱する状態から考えると，注意の維持（対象に意識を集中する能力）・選択（対象に意識を向ける能力）・分配機能（2つ以上の作業を並行して行うために，同時に意識を向ける能力）の障害と転導性の亢進（周囲の刺激に対して反応しやすい状態で，ひとつのものに注意・集中できない状態）が起こっている可能性がある．複数の人のなかで会話をすることは，Jさんの注意機能の容量限界を超えるため，必要以上にJさんのエネルギーを消耗させるようである．会話する際には，Jさんが集中しやすいように複数の人が同時に話しかけない，視界に入って話しかける，などの工夫が必要である．

また，後ろから声をかけられたときにふらつくことが多いため，歩行時には突然声をかけることがないように配慮し，転倒を予防する必要がある．立位練習を行うJさんに声をかける場合は，Jさんが他者を把握しやすい位置から声をかける配慮が必要である．さらに，夜間の見当識障害の悪化は，白内障による周囲の把握能力の低下や薬剤による影響がないかを考える必要がある．

❹ 身体的な苦痛や不快感

[検査データ]（血液検査）eGFR 40 mL/分/1.73㎡

　Jさんは，夜間の体位変換を行うと「やめー！」と大きな声を出し，看護師の手を払うことがある．また，車椅子への移乗のために身体を起こすことを嫌がることが多い．何も刺激がなければ声も出さず臥床しているため，看護師は「動かなければ，痛みに対する訴えはない」と判断している．しかし，食事のために車椅子に座ると，体幹が左に傾き自力で食べられない．移動は，下肢に力が入らないため，看護師2人介助で行わないとできない状況である．

　口唇と口角は乾燥している．もともとの排泄状況は，夜間に時折失禁はあるものの，リハビリパンツでトイレを利用できていた．便秘気味で緩下剤を内服しているが，4日間排便はない．下腹部を押さえると，顔をゆがめる．しかし，入院後のJさんは夜間の失禁が多く，自らおむつを外すことが多い．尿意はあるようだが，尿器を使用するとなかなか排尿できない．布団に入ってはいるが，手指や下肢を触ると冷たい（Jさんのベッドの位置は，エアコンの冷風がよくあたる）．血液検査結果によると，eGFRが低下しているが，他はとくに異常はない．また，バイタルサインにもとくに異常はない．

≫ アセスメント

　痛みについて，Jさんが直接訴えることはない．しかし，体位変換時に大きな声を出すことや，移乗時に下肢に力を入れないこと，座位保持時に姿勢が傾くことなどから，Jさんの離床意欲を萎えさせている原因として疼痛があると考えられる．

　また，床上での安静や水分の補給不足によって，さらに便秘傾向になっている．直腸に溜まった便によって尿道が圧迫を受け，排尿も困難になっている可能性がある．まずは疼痛コントロールを行い，離床を進めることと水分補給を促すことが重要と考える．また，JさんのBMIは16.87で，筋力が少なく自力で四肢を温めることが困難な状態になっている．エアコンによって身体の冷えはさらに増し，眠りを浅くし，体力を消耗させていると考える．良質な睡眠をとれるようにするために，空調の管理とともに下肢を保温する必要がある．

❺ 生活背景

　長男夫婦と3人暮らし．農業を営み，家族を養ってきた．我慢強く弱音を吐かない性格．趣味らしいものはないが，新聞を読むことや，テレビで朝ドラやニュース，のど自慢，野球や相撲などの番組を見ることが好きである．また，時折帰郷する孫の顔を見ることが楽しみである．

≫ アセスメント

　新聞やテレビ鑑賞を生活の継続性の支援に活用する．そのためには，Jさんがいつもどの時

事例 **10** | せん妄（低活動）が合併したJさん

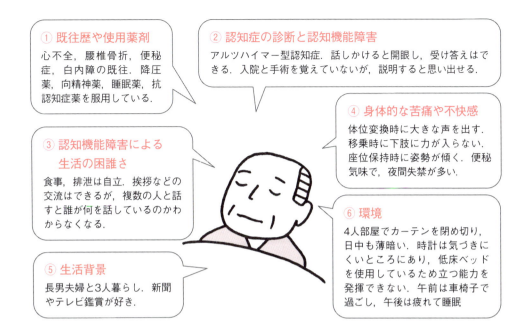

① 既往歴や使用薬剤
心不全，腰椎骨折，便秘症，白内障の既往．降圧薬，向精神薬，睡眠薬，抗認知症薬を服用している．

② 認知症の診断と認知機能障害
アルツハイマー型認知症．話しかけると開眼し，受け答えはできる．入院と手術を覚えていないが，説明すると思い出せる．

③ 認知機能障害による生活の困難さ
食事，排泄は自立．挨拶などの交流はできるが，複数の人と話すと誰が何を話しているのかわからなくなる．

④ 身体的な苦痛や不快感
体位変換時に大きな声を出す．移乗時に下肢に力が入らない．座位保持時に姿勢が傾く．便秘気味で，夜間失禁が多い．

⑤ 生活背景
長男夫婦と3人暮らし．新聞やテレビ鑑賞が好き．

⑥ 環境
4人部屋でカーテンを閉め切り，日中も薄暗い．時計は気づきにくいところにあり，低床ベッドを使用しているため立つ能力を発揮できない．午前は車椅子で過ごし，午後は疲れて睡眠

間帯に見ていたのかを把握する必要がある．

⑥ 環境

　病室は4人部屋で，カーテンを閉めているため，日中でも薄暗い．時計はあるが，Jさんの頭上に設置してあるため気がつきにくい．低床ベッドを利用しているため，Jさんはひとりで立ち上がれない．

　Jさんの1日は，朝の食事から車椅子に座って居眠りしながら過ごし，そのままリハビリテーションへ行き，昼食を食べた頃にようやくベッドで休む生活である．昼食は居眠りしながら食べるため，食事介助でも時間を要し，半分程度しか摂取できない．また，午後はほとんど眠ってしまう状況である．夕食後から目が覚める様子なので，昼夜逆転にならないように，向精神薬と睡眠薬を服用し，夜間の睡眠を確保している状況である．

>> アセスメント

　薄暗く，時刻を把握できない環境は，時間の見当識障害をきたし，サーカディアンリズムが乱れやすい．看護師は，Jさんを日中起こしておくことで夜間の睡眠をとりやすいようにしたいと考え，午前中は車椅子に移乗して過ごしてもらっていた．しかし，長時間連続して離床することでJさんの体力は消耗し，午後に深い眠りに陥り，かえって夜間の入眠困難や薬物使用に至る悪循環になっている可能性がある．この状況を改善するためには，昼夜がわかりやすい環境を提供し，活動と休息の生活バランスを改善することが重要であると考える．また，低床ベッドを利用しているため，転倒やベッド転落の防止には有効であるが，Jさんの立つ能力は発揮できない．

"せん妄(低活動)が合併したJさん"のアセスメント

Jさんが,せん妄を引き起こした因子をまとめると以下のようになる.

直接因子	手術,睡眠薬の服用
準備因子	高齢,アルツハイマー型認知症
誘発因子	入院による環境変化,日中の過度な疲労,疼痛

これらの因子をふまえ,Jさんへケアを行ううえでの3つの視点を述べる.

睡眠と覚醒リズム改善の必要性

Jさんの睡眠と覚醒リズムの乱れは,痛みや冷えによる苦痛があることや活動と休息のバランスが悪いこと,薬物の不適切な使用方法が重なり合って起こっていると考えられる.まずは,離床に向けて疼痛コントロールと保温を行い,必要以上の体力消耗を避けることが必要である.また,午前中の長時間の離床は,過渡の疲労によって午後のJさんの覚醒度を下げてしまうため,避けたほうがよい.向精神薬や睡眠薬などの薬物については,低活動となっているJさんに必要かどうかを処方した医師と相談し,できれば屯用に切り替えるなどの減薬が望ましいと考える.

認知機能に対する支援の必要性

時間,場所の見当識障害があるが,Jさんの本来の能力であれば,ヒントがあれば少し思い出すことは可能である.まずは覚醒状況を改善することが重要である.そのうえでケア介入時は,挨拶などのなかに時間や場所のオリエンテーションをさりげなく取り入れ,見当識を補うことが大切である.また,新聞でテレビ欄を確認し,好きな番組を見ることで,見当識への支援ができる.Jさんの認知機能では,注意が散漫しエネルギーを消耗しやすい状況のため,複数人でケア介入するときには,同時に話しかけない工夫が必要である.

苦痛軽減の必要性

体位変換時の反応や車椅子に座った時の反応から,疼痛による苦痛があると考える.離床を進めるためには,薬物による疼痛コントロールの他に,ベッドの高さを調整するなど,離床のための環境調整が重要である.頻尿や尿意があるのに排尿に時間がかかる状況から,前立腺肥大による尿道圧迫が便秘によって悪化している可能性がある.水分摂取や腹部マッサージなどで,便通を改善する必要がある.

看護の実際と結果

目 標
❶ 睡眠と覚醒のリズムが改善する
❷ Jさんが周囲の状況を把握し，安心して過ごせる
❸ Jさんの苦痛が減り，意欲的に離床を進めることができる

目標1の具体策

- 薬物の処方について検討し，医師に提案する
- 午前中に疲れが蓄積しないよう留意し，昼食後の午睡を勧める
- 四肢の冷えを防ぎ，身体を温めるケアを行う

　向精神薬と睡眠薬の中止，メマンチン錠内服時刻の変更を，薬剤師を通して主治医に提案したところ，2つの薬物は中止となり，メマンチン錠は夕食後に変更された．その結果，日中の覚醒状態が改善し，会話が成立するようになった．

　車椅子に座る時間を1回あたり2時間以内にした．また，適宜ベッドに戻り休息をとり，昼食後から15時までの間に30分以内の午睡を勧めた．ベッドは除圧マットを利用している．

　室温を適温にし，Jさんのベッドの位置にエアコンの風があたらないように調整した．離床時は，冬用のパジャマと靴下を着用し，身体の冷えを防いでいる．夕方には足浴を行い，下肢から全身を温めた．Jさんは「あったかい．気持ちいい」と話し，快感を得ている．消灯前に排尿誘導を行い，眠れない場合には100mLのホットミルクを飲んで身体を温めてもらうと，満足した様子で床に就くようになった．

　これらのケアにより，寝つきも改善し，夜間の中途覚醒も減少した．

目標2の具体策

- 臥床時でも見える位置に時計を置き，日中はカーテンを開ける
- Jさんに時刻がわかるような声かけを行う

　頭上にあった時計を，Jさんが臥床していても見える位置に移動し，ケア介入時には，時刻がわかるように「おはようございます」などの挨拶と自己紹介を必ず行った．看護師が訪床時に繰り返し挨拶をすることで，Jさんは病院にいることを理解していった．また，「夕飯をお持ちしました」などの声かけによって，「ああ，もう夕方か」と時計を見ながら時間を把握しようとするようになった．

　ナースコールの操作方法をていねいに説明し，目につきやすい場所に置いたことで，ベッドから起こしてほしいときなど，用があるときにナースコールを押せるようになってきた．Jさんが普段見ている番組を聞き，その時間に声をかけ希望すればテレビをつけた．

IV 認知症の人への看護 実践実例

（目標 3 の具体策）

● 離床しやすいベッドの高さに調整し，疼痛時には薬物の使用を検討する

　移動動作時に，Jさんが苦痛の表情を見せるときには，本人に確認したうえで疼痛時の指示薬を使用したところ，苦痛の表情はなくなり，下肢に力を入れて移動動作を行えるようになった．離床介助を行うときには，ベッドの高さを膝より5cm高くし，L字ベッド柵を利用している．

　食事以外からも水分を摂取できるよう，お茶や牛乳などを薦め，自然な排便ができよう，腹部のマッサージを毎日15分間[2]行ったところ，離床による効果とも相まって，1週間後には便通と尿漏れが改善した．

　話をするときは，Jさんが集中できるような場所で視線を合わせて，ゆっくり話すようにしたことで，理解も良好で笑顔が出るようになった．

事例 **10** せん妄（低活動）が合併した J さん

Jさんの事例のまとめ

　高齢者のケアを行う場合，次の視点をもつことが重要である．

➡ **せん妄合併時には，向精神薬を使用する前に，身体的不調や苦痛へのケアを行う．**

　せん妄の背景には身体的な不調が潜む場合も多い．向精神薬や睡眠薬を使用する前に，身体的不調を見つけケアを行うことがせん妄の早期改善につながる．

➡ **転倒や骨折による入院の背景には，向精神薬や睡眠薬が影響している場合がある．**

　たとえ長年服用している向精神薬や睡眠薬であったとしても，安全であるとは考えないほうがよい．内服してよく眠れていると話す高齢者のなかには，実は毎晩軽い意識障害を起こしているが，独居のために実態を把握できていないこともあるからである．また，若い頃から服用している薬物であっても，加齢に伴って体力が低下することで薬効が強く現れることや，いつまでも効果が消退しないこともある．転倒に関連する骨折で入院となった事例では，安易な向精神薬や睡眠薬の使用を控え，薬物使用以外の睡眠へのケアを積極的に考えたほうがよい．

➡ **低活動性のせん妄は，生命の危機にかかわる身体のメッセージである．**

　低活動性のせん妄は，脳幹網様体賦活系の機能低下による意識障害に加え，より広範な大脳機能の低下が予想される[3]といわれている．このことからも，低活動性のせん妄は，決して「激しいせん妄が落ち着いた」のではなく，重篤した状態になったと判断し，フィジカルアセスメントをていねいに行う必要がある．

123

事例 11

（執筆：福光由希子）

せん妄（過活動）が合併したKさん

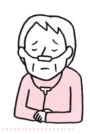

Point

- せん妄の危険因子をもとにアセスメントを行い，せん妄予防および早期発見に努める
- せん妄からの早期離脱に向け，要因の除去を積極的に行う

事例紹介

Kさん（90歳，女性）は施設に入所しているが，心不全，肺炎にて入院した．1年前にも心不全で入院し，その際に過活動せん妄を発症している．今回も入院3日目から「もう帰りたい」との発言が聞かれ，点滴を抜くことがあった．6日目の夕食後には「どうしてここから出てはだめなの？　もう家へ帰ります．みんなそうやって私をだまして」と一時的に激しい口調になり，車椅子から何度も立ち上がるなど，せん妄と考えられる症状があった．

 ## 情報収集とアセスメント

❶ 既往歴や使用薬剤

[既往] 心不全（1年前），アルツハイマー型認知症（3年前），気管支喘息（5年前）
[使用薬剤] 前回の入院時にもせん妄を発症し，精神科医のサポート，薬物療法，環境調整により数日で改善した．

≫ アセスメント

　せん妄発症歴があることから，今回の入院においても身体状態や環境の変化などにより，せん妄を発症する可能性がある．

❷ 認知症の診断と認知機能障害

[診断] アルツハイマー型認知症（FAST 4）

入院後,「もう帰りたい」「なんでここにいるの?」「なんで入院しているの?」という発言を繰り返す. 説明をしてもナースコールを押すことは難しい. その場その場の簡単なコミュニケーションは可能. 施設では食事や排泄は自立しており, 失認や失行はみられなかった.

>> アセスメント

短期記憶障害, 時間・場所の見当識障害がみられることにより, 自分の置かれている状況を理解できず混乱を生じている可能性がある. 日常的なコミュニケーションは可能であり失語は軽度と考えられる.

❸ 認知機能障害による生活の困難さ (1 カ月前から現在)

入院前は施設に入所していた(要介護 1).

[食事] 食事の準備はできないが, 提供される食事は自分で摂取できていた. 現在は全粥軟菜食を提供しており, むせ込むことはないが, 自己での摂取量は少なく, 声かけや介助が必要である.

[排泄] 自分でトイレに行くことができていたが, 約 2 週間前から下肢の浮腫が出現し, 介助が必要になった. 現在は膀胱留置カテーテルが挿入され, おむつを使用している.

[活動] 入院前の起居動作は自立し, 施設内では杖歩行をしていた. 現在はベッド上で過ごしている.

[休息] 入院後は日中もウトウトしている状態. 声をかけると開眼し, 家族や看護師との会話を楽しむことはできている.

[コミュニケーション]「なんで入院しているの?」「ありがとう」「大丈夫」など, 簡単なコミュニケーションはできる. 体の不調などを自分で伝えることは難しいが, 質問に答えることはできる.

>> アセスメント

入院前は, 職員の声かけや見守りがある状況下で穏やかに過ごしていた. 心不全による入院を機に ADL や療養環境など, K さんを取り巻く環境が大きく変わり, これらの環境要因によってもせん妄発症のリスクが高まる可能性がある. 簡単なコミュニケーションは可能であるが, 自分からの訴えは限られているため, K さんの状態を観察し, せん妄の直接因子である全身状態の変化にはいち早く気づけるように努めていく必要がある.

❹ 身体的な苦痛や不快感

[バイタルサイン] 体温 36.5℃前後, 血圧 111/58 ～ 93/53mmHg, 脈拍 84 ～ 96 回 / 分, $SpO_2$96 ～ 98%(酸素 1L/ 分)

[検 査 デ ー タ] TP5.2g/dL, Alb2.1g/dL, Hb12.0 g/dL, WBC10,200/μL, CRP4.29mg/dL, BNP178.4pg/mL

[呼吸状態] 呼吸困難感の訴えはない. 湿性咳嗽があるが, 痰の自己喀出が難しく, 適宜吸引を実施している. 酸素投与下で呼吸状態は安定しているが, 痰の量が多く自力での食事摂取量は 1 ～ 2 割と少ない.

[精神状態] 入院時から点滴, 酸素吸入を開始し, 膀胱留置カテーテルも挿入している. いつ

もと違う状況を理解できず、違和感もあるためか、点滴を触る、酸素カニューレを外す、尿意を訴えて起き上がろうとする、などの行動がある．

》アセスメント

入院時から食事は開始され、空腹によるストレスの回避、生活リズムの調整、残存機能の維持にはつながっているが、酸素吸入が必要な状態で疲労感も強く、十分な摂取量には至っていない．また、痰の自己喀出が困難であることから、摂食嚥下機能も低下している可能性がある．治療による点滴や酸素吸入、膀胱留置カテーテルによる不快感や自由に動けない状態は、心理的ストレスや睡眠妨害要因につながりやすく、これらのストレス因子を最小限にとどめることが必要である．

❺ 生活背景

夫と死別し、子どもはいない．ひと回り年の離れた妹夫婦がキーパーソンであり、面会もある．妹夫婦の話によると、Kさんは公務員として定年まで勤め上げ、女性初の管理職になった．性格は温厚とのこと．昔のことを自ら話すことはないが、こちらから聞くとうれしそうに話す．

❻ 環境

本人の希望で個室に入院しているが、「寂しい」と訴えている．誰かがそばにいる状態であれば落ち着いて過ごせているが、ひとりになるとウトウト眠ってしまい、覚醒時には酸素や点滴が気になり外そうとする．テレビや新聞にはあまり興味を示さず、面会も毎日ではないためひとりで過ごす時間が多い．

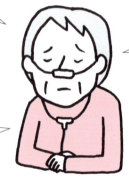

① 既往歴や使用薬剤
心不全，気管支喘息の既往．前回の入院時にもせん妄を発症した．

② 認知症の診断と認知機能障害
アルツハイマー型認知症（FAST4）．「もう帰りたい」「なんでここにいるの？」「なんで入院しているの？」という発言を繰り返す．

③ 認知機能障害による生活の困難さ
もともとは食事・排泄は自立．簡単なコミュニケーションはできる．

④ 身体的な苦痛や不快感
点滴を触る，酸素カニューレを外す，尿意を訴えて起き上がろうとする，などの行動がある．

⑤ 生活背景
現在は施設へ入居中．妹夫婦の面会がある．元公務員で女性初の管理職になった．そのことを尋ねると，うれしそうに話す．

⑥ 環境
個室に入院．ひとりで過ごす時間が多く，「寂しい」と訴えている．

"せん妄（過活動）が合併したKさん"のアセスメント

　Kさんはせん妄のハイリスク患者である．Kさんは認知症かつ高齢者で，さらに，せん妄の既往もあり，せん妄の準備因子を有している．直接因子としては心不全があり，それ以外にも食事が十分に摂れていないことや痰の自己喀出が困難になっていることから，栄養障害や低酸素血症のリスクも高いといえる．そのため，心不全の治療と並行しながら，呼吸状態および栄養状態の改善に向けたケア計画を立案し，支援していく必要がある．せん妄の誘発因子としては，慣れない環境や点滴・酸素・膀胱留置カテーテルなどの不快感，安静による活動量の低下が心理的ストレスになっている可能性がある．自分からはうまく伝えられないKさんのストレスになりうるものを最小限にし，安全に治療を進めていく必要がある．

看護の実際と結果

目標
① アルツハイマー型認知症やせん妄の既往があり，せん妄を発症するリスクは高いが，せん妄を予防し，安全に治療が受けられるよう療養環境を整える
② 食事摂取量が安定し，生活リズムが整うように多職種で支援する

目標1の具体策
- 「せん妄の危険因子」をアセスメントし，チームで共有する
- せん妄を予防するためのケアを実践する

　Kさんは1年前の入院時にせん妄を発症していることもあり，Kさんの「せん妄の危険因子」を整理し（下表，p129のCOLUMNも参照），ケア計画も含めチーム内で共有した．そして，看護師が医師とともに介入できる直接因子，多職種と協力しながら支援できる誘発因子を最小限にできるよう，せん妄予防ケアを実践した．

表　Kさんのせん妄の危険因子

直接因子	心不全，肺炎，栄養障害など
準備因子	高齢，アルツハイマー型認知症，せん妄の既往
誘発因子	環境の変化，ストレス（持続点滴・酸素・膀胱留置カテーテル），不動（ベッド上安静），睡眠障害など

IV 認知症の人への看護 実践実例

見当識への支援，活動と休息への支援

Kさんの日中の覚醒を促し夜間の睡眠につなげるため，ベッド上でも活動と休息がとれるよう支援した．カレンダーや時計を使用して見当識にはたらきかけた他，Kさんとの会話が弾みそうな話題やニュースを伝え，コミュニケーションを促進した．また，公務員だった頃の話も気持ち良く話してもらうなど，家族から得た情報も活用した．その他，部分浴や整容など爽快感が得られるケアを充実させることで，Kさん自ら会話する機会が増え，日中の覚醒を促すことができた．

せん妄の早期発見と重症化予防，早期離脱に向けた支援 ——ストレスを緩和するケア

日中は穏やかに過ごされていたが，夕方頃からは表情が険しくなりソワソワしはじめることもあり，点滴や膀胱留置カテーテルを引っ張る様子や，カテーテルを気にせず起き上がろうとする様子がみられた．その際には「帰りたい」との訴えが聞かれ，せん妄スクリーニング・ツール(DST)でもせん妄が疑われた．せん妄の重度化を防ぎ，かつ早期離脱を図るため，不安を訴えた際にスタッフがそばで付き添える環境を整え，チーム全員で対応した．また，ストレスになっている膀胱留置カテーテルを抜去し，尿量測定の方法を変更した．その他，持続点滴は日中で終了，酸素投与も早期に終了とし，離床も進めながらせん妄の誘発因子を取り除くためのはたらきかけを行った．

目標2の具体策

- 食事にかかわる機能や意欲，摂取状況について情報を収集し，食事環境を整える
- 治療と並行しながら安全に離床を進め，生活リズムを整える

Kさんには入院当日より食事(全粥軟菜食)を開始したが，呼吸状態や疲労感が影響し，食事が進まない状態であった．そこで，Kさんの状態に合わせて看護師が介助し，食後は早めの休息を促した．その際，Kさんにとっては一度に提供される食事量が多く，疲労やストレスの原因になっていると考え，管理栄養士と食事量や付加食について検討した．さまざまな調整を行った結果，食事摂取量が安定し，自分で摂取できるようになった．また，離床機会が増えたことで排痰の促進，呼吸状態の安定も図れ，摂食嚥下機能も維持した状態で過ごすことができた．

Kさんは入院2週間前から心不全による下肢の浮腫，食欲不振等がみられ，入院時には食事・排泄・移動には介助が必要な状態であった．治療と並行し入院初期から開始された理学療法士によるリハビリテーションの他，看護師による生活リハビリテーションも進め，トイレやベッドへの移乗も見守りで行えるまでに回復した．また，全身状態も安定したことで夜間にまとまった睡眠がとれるようになり，1日を通して穏やかに過ごせるようになった．認知機能の低下により，用件をナースコールで知らせることはできないが，排尿誘導やKさんの行動を事前に察知し対応することで，安全に入院生活を継続することができた．

Kさんの事例のまとめ

看護師が介入しやすいKさんの「誘発因子」は，次の3点である．

- 膀胱留置カテーテルを抜去し，尿量測定の方法を変更する
- 24時間の持続点滴から，日中で終了する点滴に変更する
- 療養環境を整え，日中の覚醒や離床を促すケアを多職種で実践する

これらの対応により，せん妄の重度化を防ぎ，早期離脱を図ることができた．

COLUMN **せん妄の危険因子とアセスメント**

　認知症はせん妄の準備因子にも含まれ，認知症の人が入院した際にせん妄（過活動）を発症する頻度は少なくない．そのため，せん妄の危険因子（準備因子，誘発因子，直接因子）を理解し，チームでせん妄予防や早期離脱に向けたケアを実践することが重要である（下表）．治療開始時，状態が改善し動きが出てきたとき，治療経過で状態に変化がみられたとき（悪化も含む）などに，せん妄による転倒やチューブ類抜去というトラブルに見舞われないよう，十分観察し，アセスメントを行う必要がある．

　臨床現場では，起こっている症状がせん妄なのか，認知症の症状で興奮しているのか，判断に迷うケースもあるが，せん妄スクリーニング・ツール（DST）のような評価尺度（スクリーニング，診断補助，重症度測定）などを利用して，早期発見，早期診断，早期対応につなげることが大切である．

表　せん妄の危険因子

準備因子 器質的な脆弱性を決める	● 高齢 ● 認知症 ● 精神変性疾患　など
誘発因子 直接せん妄を生じはしないものの，脳に負担をかけ機能的な破綻を誘導し，せん妄の遷延化・重症化を生じる	● 身体抑制 ● 強制的な臥床 ● 睡眠リズムの障害 ● コントロール不良な身体症状（痛み）　など
直接因子 せん妄を発症する直接の契機となる	● 感染 ● 脱水 ● 薬剤 ● 低酸素血症　など

（小川朝生：せん妄の特徴, 認知症ケアガイドブック. p33, 照林社, 2016. を一部改変）

事例 12　（執筆：村田純子）

手術を受けるLさん

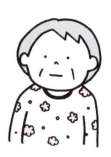

> Point
- 「ここにいても大丈夫」と思える環境をつくり，不安を軽減する
- 予想される治療に伴う苦痛を軽減して，術後せん妄を予防する

事例紹介

　Lさん（80歳代後半，女性）は，かかりつけ医の定期的な検査で貧血を指摘され，A病院を紹介された．A病院で大腸がんと診断され，手術目的で入院した．
　入院当日に看護師が，検査や手術準備のために絶食（お茶や水の摂取のみ許可）になること，持続点滴が必要であることを説明した．説明後のLさんは，「私はどうしてここにいるのかしら？」「お食事は何時頃になりますか？」などの質問をしたり，自室から目をキョロキョロさせながら出てくる姿がみられたりした．その後，病室を巡回した看護師が，Lさんが点滴を抜去して，いなくなっていることに気づいた．看護師数名で病院内を探したところ，エレベーターへ向かって歩いているLさんを発見した．「夜におなかが空いたら困るので，おにぎりを買いに行く」とのこと．病室へ戻ったLさんに，看護師が点滴の必要性や絶食について再度説明したところ，Lさんはパニックになり，怒鳴り声をあげた．

情報収集とアセスメント

❶ 既往歴や使用薬剤

[既往] 高血圧
[使用薬剤] 降圧薬（アムロジピンベシル酸塩）を服用しており，血圧は130/70mmHg程度．1年前に認知症と診断され，薬物療法が開始されたが，吐き気など消化器系の副作用が出たため内服中止し，経過観察となっている．

事例 12 | 手術を受けるLさん

❷ 認知症の診断と認知機能障害

[診断] 軽度のアルツハイマー型認知症（FAST 4）

1年前に同じ話を繰り返す，好きだったテレビドラマを見なくなったことを心配した家族がかかりつけ医に相談して，アルツハイマー型認知症と診断された．

手術のために入院していることは理解しているが，大腸がんの手術を受けることや，看護師が絶食や検査について説明したことは覚えておらず，売店に出かけるときには点滴を抜く．記銘力低下，短期記憶障害，理解・判断力低下がある．季節に合った衣類を選択できるが，日付がわからない，時計を見れば時間はわかるが朝と夕方を間違えるなど，軽度の時間の見当識障害がある．失行や失認はない．

❸ 認知機能障害による生活の困難さ

[食事] 長男の嫁が炊事をしており，配膳されたものを食べることができる．また，お茶や間食は自分で準備できる．

[排泄] トイレの場所を探すことがあるが，排泄行動は自立している．

[活動・休息] 日頃はほとんど自宅敷地内で過ごしており，日中は庭の草取りや遊びに来た家族や近所の人との交流がある．円背があるが，短い距離であれば独歩できる．生活リズムは整っており，夜間の睡眠はとれていた．入院後は，病室のある3階から1階の売店までエレベーターを使用して行くことができる．歩行は独歩でふらつきはない．

[身支度] 入院後は点滴をしているため，更衣に一部介助が必要である．洗面や歯磨きは声をかけると行うことができる．点滴をしていることもあり，洗面台まで付き添っている．

[コミュニケーション] 日常的な会話は可能である．

[意欲・関心・交流] 自ら売店まで食品を買いに行く意欲がある．

❹ 身体的な苦痛や不快感

[検査データ] Hb11.6g/dL，Hct30%

ふらつきや息切れなどの貧血による自覚症状はない．大腸がんによる腹部の痛みや出血，便秘などの訴えもない．点滴をしているが，歩行やベッド上で動くときに点滴ラインが引っ張られても気にする言動はなく，売店に行こうとするときには自分で抜いた．

❺ 生活背景

夫と会社を立ち上げ，現在は長男が継いでいる．社交的で，以前は老人会や婦人会に参加して役員を務めたこともある．負けず嫌いな一面もある．長男家族と同居しており，家事全般は長男の嫁が行っている．長男家族との関係は良好である．庭の草取りを日課にしている．

❻ 環境

[物理的環境] 外科病棟への入院ははじめてで，入院したばかりであるため，病室やトイレの場所などに慣れていない．看護師がLさんの不安そうな表情や落ち着かない様子をみて，「どうしましたか？」と声をかけ，トイレなどへ誘導している．手術予定のため，病室は勤務室

IV 認知症の人への看護 実践実例

近くの個室で，カレンダーは壁にかけてあるが，時計や馴染みのものはない．

［人的環境］予定手術のために入院したが，外科病棟への入院ははじめてで，看護師などの医療スタッフと面識がない．家族との関係は良好で，家族は，入院中も可能なかぎり協力しようと考えており，手術後は落ち着くまで交代で付き添いたいと希望している．

① 既往歴や使用薬剤

高血圧の既往，降圧薬で血圧コントロールできている．抗認知症薬は副作用により内服中止となった．

② 認知症の診断と認知機能障害

軽度のアルツハイマー型認知症（FAST4）．記銘力低下，短期記憶障害，理解・判断力低下，軽度の時間の見当識障害がある．

③ 認知機能障害による生活の困難さ

日常生活は自立している．看護師との日常会話もできる．

④ 身体的な苦痛や不快感

大腸がんによる症状の訴えはない．

⑤ 生活背景

長男家族と同居．社交的で，老人会や婦人会の役員を務めたこともある．

⑥ 環境

病室やトイレの場所に困ることがある．家族が術後の付き添いを希望している．

"手術を受ける L さん" のアセスメント

　L さんは，慣れない環境で何をするのか，今後何が起こるのか，どこに部屋があるのか，その場にいてよいのか，誰に助けを求めればよいか，などがわからず，不安を抱えていると思われる．高齢で認知症というせん妄の準備因子，検査や手術などによる身体的要因，不安などの精神的要因の誘発因子があり，とくに術後はせん妄になるリスクが高いため，予防ケアを行いたい．

　L さんは，短期記憶障害により絶食と説明を受けたことを忘れ，判断力低下により売店に行くのに邪魔と感じた点滴を抜き，おにぎりを買いに行こうとしたと思われる．看護師は，ライン管理，絶食を守ってもらわなければ検査・治療に影響するため，その必要性を再度説明したが，間違ったことをした認識がない L さんには恐怖となり，混乱した行動につながった可能性が高い．看護師が落ち着いて，L さんに恐怖感や不安感を与えないようにかかわることで，混乱した行動は軽減できると思われる．

　家族は，術後の付き添いを希望している．家族が安心して L さんの入院生活を支えることができるよう，看護師が家族を支援することも必要となる．

看護の実際と結果

目標
1. 入院環境に適応でき，不安を軽減できる
2. 術後苦痛の軽減を図り，術後せん妄を予防できる

目標1の具体策
- 「ここにいても大丈夫」と思える環境を整える
- 疼痛や苦痛を言語的・非言語的表現からとらえ，軽減する
- 医師とも協働してライン類の整理をする

　入院に慣れるまでは，なるべく同じ看護師がかかわるようにし，検温や処置以外でも訪室して，不安や心配事などを確認した．Ｌさんは徐々に看護師の顔を覚え，困ったことやわからないことを病室に来た看護師に聞くようになり，不安そうな表情をすることが減った．また，絶食や点滴に関する大事なことなどはメモに書き，オーバーテーブルの上に置くことをＬさんとともに決め，看護師もＬさんと一緒にメモに書いてある内容を確認することを習慣にした．そうすることで，Ｌさん自らそのメモで確認する（手続き記憶）ようになり，点滴を抜くことなどはなくなった．

　術後はせん妄のリスクが高いため，点滴の穿刺部位は関節付近を避け，不快を感じにくい場所にした．刺入部を包帯で隠し，ラインを袖口から通して襟元から出して見えないようにし，点滴ボトルも見えない位置に置いた．また，ラインは多少引っぱられても問題のない長さにした．不要になったライン類を医師に整理してもらったことで，術後にライントラブルは起こらなかった．術後の疼痛は，Ｌさんの訴えをはじめ，「大丈夫」と言いつつも表情が険しい様子，患部をかばう様子，落ち着きがない様子などからとらえ，適宜，疼痛の軽減を図った．

　家族には，多くの高齢者がせん妄になること，せん妄は一時的なもので疼痛や不快，体調が整えば改善すること，看護師はせん妄の対応には慣れていることを説明した．説明により，家族も落ち着いて術後のＬさんを支えることができ，順調に治療を受けられた．

Ｌさんの事例のまとめ

　大腸がんの手術を受けるＬさんを事例としてあげたが，他の手術を受ける場合も，基本的な治療や看護に加え，認知機能障害に配慮したケアを行うことで，認知症の人も必要な治療を安全に受け，健康を回復できると考える．

事例 13　（執筆：富樫映一子）

服薬管理が難しくなったMさん

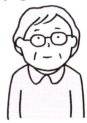

> **Point**
> - 納得して内服することで，正しい服薬管理ができるようにする
> - 思いを傾聴して，自尊心を傷つけないかかわりをする

事例紹介

Mさん（82歳，女性）は2型糖尿病で，HbA1cが8を超えていた．血糖コントロール目的でAクリニックより紹介され，B総合病院に入院となった．独居で内服は自分で行っていたが，入院時の持参薬（いままで内服していた薬）の残数は処方日と合わなかった．アルツハイマー型認知症と診断されていることから，看護師が服薬管理をすることを説明すると，Mさんは「自分でできますよ．でも，間違えるかもしれないのでお願いします」と，その場では看護師が内服管理を行うことを承諾した．

しかし，入院3日目，Mさんから「冷や汗が出てきて，気分も悪い」と訴えがあったため血糖測定をすると血糖値は62mg/dLであった．Mさんのベッド周囲を確認すると，持参薬の血糖降下薬（グリメピリド）の空シートと，内服されていない利尿薬（フロセミド）を発見した．

情報収集とアセスメント

❶ 既往歴や使用薬剤

[既往] 糖尿病，高血圧（ともに5年前から）．また，腰痛により立ち上がるのに時間がかかる．
[使用薬剤] Aクリニックから，降圧薬2種類，血糖降下薬2種類，利尿薬1種類，胃薬1種類と抗認知症薬が処方されている．

朝食	前	血糖降下薬（グリメピリド，メトホルミン塩酸塩）
	後	降圧薬（アムロジピンベシル酸塩，バルサルタン），利尿薬（フロセミド）， 抗認知症薬（ドネペジル塩酸塩），胃薬（ムコスタ錠）
昼食	前	血糖降下薬（グリメピリド）
	後	胃薬（ムコスタ錠）
夕食	前	血糖降下薬（グリメピリド，メトホルミン塩酸塩）
	後	胃薬（ムコスタ錠）

❷ 認知症の診断と認知機能障害

[診断] アルツハイマー型認知症．入院時は，HDS-R：17点，MMSE：22点

[中核症状] 短期記憶障害があり，その場では理解できているようにみえるが，数分後には忘れている．正確な時間がわからなくなり，頻繁に時計で確認をする．また，はじめてB総合病院の外来を受診した際には，トイレに行くと診察室前の待ち合い室に戻れなくなるなど道に迷うことがあった．

❸ 認知機能障害による生活の困難さ

日常での会話は成立し，身の回りのことは可能だが，「あれ，それ」などと言葉が出てこないことがある．入院時に荷物の整理をしているときに看護師が話しかけると，荷物の整理をしていたことを忘れ，財布をしまった場所がわからなくなることがあった．

≫ アセスメント

換語困難がみられ，薬などの名前が出てこない可能性がある．また，ちょうど内服しようとした瞬間や内服直後に他のエピソード（電話が鳴るなど）があった場合，内服したのかどうかわからなくなってしまう可能性がある．

❹ 身体的な苦痛や不快感

低血糖症状出現時は，「冷や汗が出る」と看護師に訴えることができる．食前血糖は150～200mg/dL，低血糖症状出現時は62mg/dLである．腰痛については「腰が痛くて，トイレに行くのがたいへん」と訴えた．

≫ アセスメント

症状を訴える能力は残存している．また，認知症となる前に糖尿病と診断されたため，低血糖症状について学習したことが遠隔記憶として保持されている．

❺ 生活背景

10年前に夫が他界し，現在は独居である．長女は他県に居住，長男は同じ市内に居住し，長男の嫁が月2回程度Mさんの様子を見に来て，公共料金の支払いなどを行っている．「ひとりが気楽，自分で何でもできるから．誰にも世話にならずに死にたいのよ」が口癖．手芸が趣

IV 認知症の人への看護　実践実例

味．病室でも編み物などをして過ごしている．

　内服薬は，5年前に高血圧と糖尿病と診断されてから，食前・食後の内服を自己管理していた．

》 アセスメント

　高齢であるが，手芸が趣味であるため，視力や手指の動きは保持されている可能性が高い．薬袋の文字が見えているのか，シートから内服薬を取り出せるのかを確認する必要がある．5年前から内服を自己管理していたため，認知症の診断前からの内服習慣となる．

❻ 環境

　病室内のトイレを利用．同室者が病室内のトイレを使用していた際に，他のトイレを探しに行き，病室に戻れないことがあった．自宅では自炊をしているため，台所から食事を食卓に運び，食べる前に1回分の内服薬を薬袋から取り出す習慣がある．

》 アセスメント

　場所の見当識障害や視空間障害により，病室外では道に迷うことがある．生活習慣から一連の流れで内服薬を準備していたが，入院中は看護師が配膳し内服薬を配薬する．いままでの習慣とは異なるため，混乱する可能性がある．

① 既往歴や使用薬剤
糖尿病，高血圧の既往．降圧薬，血糖降下薬，抗認知症薬に加え，多くの薬物が処方されている．

② 認知症の診断と認知機能障害
アルツハイマー型認知症，短期記憶障害があり，その場では理解できているようにみえるが，数分後には忘れている．

③ 認知機能障害による
　生活の困難さ
日常生活は自立していて，会話もできるが，換語困難がみられる．

④ 身体的な苦痛や不快感
低血糖症状を訴えることができる．腰痛を訴えている．

⑤ 生活背景
10年前に夫と死別し，独居．手芸が趣味で，病室でも編み物をしている．

⑥ 環境
病室内のトイレを利用．病室外のトイレを利用したときに道に迷うことがある．

136

"服薬管理が難しくなったMさん"のアセスメント

　Mさんは，看護師から内服薬を管理すると説明があったことを忘れ，持参していた血糖降下薬を普段の内服習慣にもとづいて内服したと考えられる．また，腰痛によりトイレに行くことに苦労しているMさんは，頻尿になることを避けるために，利尿薬を内服していなかった可能性がある．

　長く独居で過ごしていたMさんの発言から，人に迷惑をかけることを嫌い，自分のことは自分でやりたいと思っている．内服薬もこれまで自分で管理してきた自信があり，できていないことを指摘するとプライドを傷つける可能性がある．高齢者にとって内服管理は，「認知症が進行しないように薬の管理は自分でやりたい」「薬の管理を自分でやっているから，まだ一人暮らしも大丈夫」などと，自身の認知機能や残存機能に対する思いと強くつながっている場合がある．

　Mさんの自尊心を尊重し，思いを聞きながら，Mさんに適した服薬方法を検討する必要がある．血糖降下薬や利尿剤などは重要な内服薬であるため，確実に内服できるよう，Mさんが納得できるようにかかわらなくてはならない．このとき，認知症になる前の内服習慣にも目を向けながら考えることが必要である．

看護の実際と結果

目標
❶ 確実に内服管理ができる
❷ Mさんが前向きに内服管理を行うことができる
❸ Mさんが納得して内服できる

目標1・2の具体策
- Mさんがわかる言葉で説明し，理解していることを確認する

入院時の内服管理アセスメント
　入院時に，残薬を確認するだけではなく，Mさんの内服管理に関する知識と理解度を確認する必要がある．たとえば，服薬理解能力スケール(regimen comprehension scale；RCS, 次ページの表)などのアセスメントツールを使用して，実際に内服薬を出してもらうとよい．

IV 認知症の人への看護 実践実例

表 服薬管理能力評価スケール（RCS）

	質問内容	回答			配点
1	朝ご飯を食べた後に飲む薬の入っている袋を全部教えてください.	□朝昼食後 (1) □朝食後と寝る前 (1)	□毎食後 (1) □朝昼食前 (-1)	□朝夕食後 (1) □該当なし (-4)	
2	昼ご飯を食べた後に飲む薬の入っている袋を全部教えてください.	□朝昼食後 (1) □朝食後と寝る前 (-1)	□毎食後 (1) □朝昼食前 (-1)	□朝夕食後 (-1) □該当なし (-2)	
3	夕ご飯を食べた後に飲む薬の入っている袋を全部教えてください.	□朝昼食後 (-1) □朝食後と寝る前 (-1)	□毎食後 (1) □朝昼食前 (-1)	□朝夕食後 (1) □該当なし (-2)	
4	寝る前に飲む薬の入っている袋を全部教えてください.	□朝昼食後 (-1) □朝食後と寝る前 (1)	□毎食後 (1) □朝昼食前 (-1)	□朝夕食後 (1) □該当なし (-1)	
5	昼ご飯を食べる前に飲む薬の入っている袋を全部教えてください.	□朝昼食後 (1) □朝食後と寝る前 (-1)	□毎食後 (-1) □朝昼食前 (1)	□朝夕食後 (-1) □該当なし (-1)	
				合計得点	

＊10点：正常　9, 8点：要注意　7, 6点：要訓練　5点以下：要介助

内服を間違えた理由

　Mさんに持参薬を内服した理由を確認すると，「『薬を飲まないで』なんて言われましたっけ？　ジサンヤクって何ですか？」と返答があった．Mさんには短期記憶障害があり，看護師が内服薬を管理することを忘れていた．また，「持参薬」と看護師が説明したため，意味がわからなかったと考えられる．Mさんは，HDS-RやMMSEで遅延再生の低下がみられていたが，即時想起の項目では問題なく3つの言葉を答えられていた．つまり，その場での復唱や理解が可能でも，後から思い出すことができなかった．"家から持ってきた薬"または"Aクリニックでもらった薬"などと表現することが必要であった．

　次に，血糖降下薬（グリメピリド）を過剰内服して，利尿薬（フロセミド）を内服しなかった理由を直接Mさんに尋ねた．

　Mさんは几帳面な性格で，薬袋に大きな文字で"糖尿の薬""血圧の薬""おしっこの薬"と書いていた．看護師が「なぜ，グリメピリドだけ持っていたものを飲んだのですか？」と聞くと，Mさんは「だって，血糖が高いでしょ？　朝に測ってもらったら200近くあったから，糖尿の薬が足りないと思って・・・」と答えた．また，フロセミドを内服しなかった理由は「腰が痛くて，トイレまで行くのがたいへんなのよ．他の人がトイレに入ってるときに違うトイレに行ったら迷って病室に戻れなくなったの．なんだか不安になっちゃって．できるだけ，トイレに行かなくて済むようにしたかったの」と話した．

　Mさんは薬効を理解したうえで，指示どおりに内服しなかった．このように高齢者は，トイレが近くなることを嫌がり，利尿薬や下剤を中断することがあるため注意が必要である．

目標 2 の具体策

- M さんの注意が他に向いているときに内服しない

注意障害による内服の間違え

　M さんから「もう間違えません．言われたとおりに飲みます」「できたら自分で薬を管理したい」という要望があったため，看護師が「朝・昼・夕」「食前・食後」と書かれた服薬ボックスに 1 日分の内服薬をセットして渡すことにした．

　数日間は指示どおり内服できていた M さんであったが，しばらくすると間違えるようになった．入院生活にも慣れて，同室の患者や看護師とも会話を楽しむことが増えてきた．ある朝，M さんが朝食前の内服を済ませた直後に同室者が話しかけた．会話に夢中になっているところに，看護師が朝食の配膳に来て「M さん，食事の前の薬は飲みましたか？」と声をかけた．会話に夢中になっていた M さんは，内服したことをすっかり忘れて，「朝ごはんの前の薬，飲まないとね」と言い，よく確認せずに昼食前の薬を内服した．朝食後に食後薬を内服するために服薬ボックスを見た M さんは，昼食前の薬がないことに気づき，看護師に「昼ごはんの前の薬が入っていないのでください」と声をかけた．

　前述のとおり，M さんは他のエピソードがあると，直前のことを忘れてしまうことがある．また，認知症の高齢者には，記憶障害だけでなく注意・判断力の低下もあり，声のかけ方にも注意を要する．

　認知症の高齢者，とくに M さんのように，しっかりと内服をしたいと考えている患者にとって，「薬を飲みましたか？」という声かけだけでは，「飲んでいなかったかもしれない」と思い込む原因になりかねない．声をかける前にどのような状況かを確認することが大切である．

目標 3 の具体策

- M さんに内服の必要性を繰り返し説明する
- M さんの内服に対する思いを傾聴する

退院指導

　M さんは入院後も血糖値が高めで，朝食後に血糖降下薬（シタグリプチンリン酸塩水和物）が追加処方された．その後，血糖コントロールが良好となり，退院が可能になったため，M さんに合わせた内服指導を検討することとなった．

　M さんの担当看護師は，退院後の内服管理について多職種でのカンファレンスを提案し，医師，看護師，薬剤師，作業療法士が参加した．M さんは，朝食前・朝食後，昼食前・昼食後，夕食前・夕食後と，1 日に 6 回の内服であった．それをすべて食後の内服に変更し，毎回分を 1 包化することが検討された．

　さっそく薬剤師が M さんに説明し，食後のみ・1 包化の内服が開始された．M さんからも「ひとつにまとめてもらうと楽ね」という前向きな意見が聞かれたが，その日の夕食を配膳中，M さんが「夕食前の薬がないんだけど」と看護師に話しかけてきた．M さんは 5 年前に高血圧

と糖尿病と診断されてから，食前・食後の内服習慣が身についていた．認知症になる前からの生活習慣であったため，食前の内服をなくすことはMさんには適していなかった可能性がある．

Mさんを交えて再度相談し，食前・食後に分けて内服し，それぞれを1包化することとし，薬剤師が服薬指導を行った．

高齢者の場合，服薬回数を減らす，1包化するなどして，服用を簡便にすることが理想とされている．しかし，Mさんのように習慣化された服用方法がある場合，無理に簡便化しないほうがよいケースもある．

また，認知症の高齢者は，薬を飲む必要性を感じていないことや，たくさん飲めば効くと思っていることがある．内服に対する思いを聞くことが重要で，納得せずに効果を感じられないまま薬物療法を継続することは困難である．

服薬指導は，まず傾聴して共感することから始まる．Mさんがわかる言葉でゆっくりと，内服薬について1つひとつあらためて説明した．説明した後に，どんな薬でなぜ必要なのかを確認したところ，直後には答えられた．しかし，1時間後に確認すると，「利尿剤はおしっこが出ていれば飲まなくてもいいわよね」などと答えた．繰り返し説明するとともに，Mさんは視力障害もなく，書字の理解も良好であったため，薬の説明を紙に書いて渡した．その結果，すべての薬の必要性を理解して，内服することを納得した．

"おくすり手帳"と"かかりつけ薬局"

退院時に，薬剤師がMさんの"おくすり手帳"へ退院処方を記載する際にこれまでの記載内容を確認すると，毎回同じ調剤薬局を利用しているのではなかった．Mさんに理由を尋ねると，「Aクリニックから直接家に帰るときはB薬局で，スーパーで買い物をするときはD薬局に行くのよ」と話した．

"かかりつけ薬局"を決めることは，Mさんの服薬状況や副作用，生活状況などを確認するうえでも重要である．今後，さらに認知症が進行する可能性もあり，"かかりつけ薬局"を1カ所にすることは有効で，他の医療機関に受診したときにも，薬効の重複などを確認できる．退院時にMさんと長男の嫁に説明し，C薬局を"かかりつけ薬局"にした．

事例 **13** | 服薬管理が難しくなった M さん

Mさんの事例のまとめ

　内服薬の管理は，自身の認知機能に対する思いと深くかかわっていることがある．たとえば，「自分はこんなこともできないのか・・・」と自信を失うことや，看護師がすべてを管理することで「薬の管理くらいは自分でできるはず」とプライドを傷つけられたと感じることがある．また，高齢者は長年，内服を自己管理し，こだわりをもっている場合がある．「認知症だから薬の管理はできない」「間違えたから自己管理はさせられない」と決めつけずに，その人にとって，内服の自己管理がどのような意味をもっているのかを知ることが大切である．

　記憶障害があると，内服したことを忘れることや，重複して内服することがある．また，服薬指導を受けても，指導内容を忘れることや，指導を受けたこと自体を忘れることがある．見当識障害があると，日時がわからず，適切な時間に内服できない可能性がある．注意障害や実行機能障害があると，内服しようとしているときに他のことが気になって内服しようとしていたことを忘れるリスクや，薬をどこに置いたかわからなくなるリスクがある．その他にも，書字や説明の理解が難しいことがある．認知機能が低下すると，さまざまな要因で内服管理が困難になる．とくに軽度の認知症の人は，薬について理解していて，内服管理ができているように思われがちである．どのような認知機能が，どの程度障害されているかをアセスメントしてアプローチしなければならない．

　服薬管理ができない原因は，認知機能の低下だけではない．薬袋の文字が見えない，袋から取り出せない，薬を落としてしまうなどの身体的因子や，「納得していない」という心理的因子，自己管理に限界があっても支援してくれる家族がいないという社会的因子など，さまざまな原因がある．" 内服が困難＝認知症 " と考えずに，下表のようなツールも参考にしてアセスメントするとよい．

表　認知症の人への服薬指導チェックシート

分類	原因
身体的因子 認知・身体機能低下	●認知機能・認識機能低下により，服薬管理能力が低下している ●薬物治療の内容への理解が不足している ●外用（吸入，貼付，軟膏など）の取り扱いができない ●印字，薬袋の文字，指示などが見えていない ●一包化された薬包紙の切り離しや開封ができない ● PTP シートから押し出せない ●飲み込めない薬がある
心理的因子 不安・恐れ・不納得	●薬物治療の内容に対して納得していない ●副作用発現への恐れや不安がある
社会的因子 多剤服用・複数受診・ 服薬介助者の不在	●薬の数が多すぎて整理がつかない ●複数の医療機関から薬をもらっているために整理がつかない ●服薬管理を手伝ってくれる支援者がいない

（医療法人つくし会南国病院：服薬指導チェックシート．を参考に作成）

141

事例 14 （執筆：加藤滋代）

入院時から混乱があるNさん

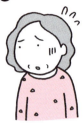

> **Point**
> - 安心できる物理的環境・人的環境を提供する
> - 本人の意思決定，できる力，生きる力を引き出す

事例紹介

Nさん(72歳，女性)はアルツハイマー型認知症と診断されている．腹部大動脈瘤の手術に向けて入院した．入院時より「お財布がない」「鍵がない」などの訴えがあった．家族に愛用のショルダーバックを準備してもらい，その中に財布と鍵を入れて持ち歩くことで訴えはなくなった．手術後は2日間ICU管理，3日目に一般病棟へ転棟となった．ICUでは，財布や鍵のこと以外に「娘に置き去りにされた」「母が亡くなったので帰りたい」「もう死にたい」などの訴えが多かったと申し送られた．娘たちはそのようなNさんを見て，「もう自宅での介護は無理かもしれない」とICUの看護師に話していた．

情報収集とアセスメント

❶ 既往歴や使用薬剤

[既往] 腹部大動脈瘤
[使用薬剤] 抗認知症薬（ドネペジル塩酸塩），狭心症治療薬（ビソプロロールフマル酸塩），利尿薬（フロセミド，スピロノラクトン）を服用している．

❷ 認知症の診断と認知機能障害

[診断] アルツハイマー型認知症

68歳頃から，もの忘れが目立つようになり，料理などがうまくできなくなった．最近は，季節に応じた洋服を選択することができない，促さないと入浴をしないなどの症状がみられていた．入院時の HDS-R は 21/30 点であった．

❸ 認知機能障害による生活の困難さ

自宅では，料理など食事の準備は困難であったが，摂食行動や排泄行動は自立していた．娘がいない日中は愛猫とともに自宅内で過ごし，自ら外出することはなく，時々庭で水撒きをする程度だった．昼食は娘が朝準備し，ダイニングテーブルに「お昼ごはんは冷蔵庫」と大きく表示していた．電話の応対や内服薬の管理は難しいため，日中は留守番電話とし，内服薬は娘が朝と夕に渡していた．

❹ 身体的な苦痛や不快感

術後は，点滴が 24 時間持続，心電図モニター，膀胱留置カテーテルを装着しており，N さんは「トイレに行きたいの」とつねに訴えていた．

硬膜外麻酔チューブと膀胱留置カテーテルは翌日に抜去したが，その後も疼痛や腹部不快感の訴えはなく，バイタルサインも安定している．創部のトラブルもなく，2 日後にはドレーンも抜去となった．

術後 2 日目の昼より食事が開始になったが，自ら摂食行動を起こすことなく，介助でも口を開かず首を振り，「いらない」との意思表示をしていた．

❺ 生活背景

夫を 65 歳で亡くした後，現在は長女，次女との 3 人暮らしをしている．会社員の娘たちが 20 時頃に帰宅するまで，N さんは愛猫と一緒に過ごす日々を送っていた．N さんは温和，もの静かな性格で，編み物が得意であった．

❻ 環境

ICU では窓のない環境で医療機器やその音に囲まれていた．ICU から戻った一般病棟では，ナースステーションに近い 4 人部屋の廊下側のベッドとした．

① **既往歴や使用薬剤**
抗認知症薬，狭心症治療薬，利尿薬を服用している．

② **認知症の診断と認知機能障害**
アルツハイマー型認知症で，記憶障害，見当識障害，実行機能障害が顕著

③ **認知機能障害による生活の困難さ**
記憶障害により「財布や鍵がない」と訴え，見当識障害により自分がどこにいるのかわからなくなる．食事の準備，電話対応，内服管理は困難

④ **身体的な苦痛や不快感**
腹部大動脈瘤の手術で入院．術後管理，点滴療法による身体的苦痛の訴えはないが，食事は「いらない」と言う．

⑤ **生活背景**
猫と一緒に家族の帰りを待つ生活をしていた．洋裁が得意

⑥ **環境**
ICU病棟は窓がなく，医療機器やその音に囲まれている．一般病棟ではナースステーション近くの4人部屋の廊下側

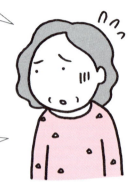

"入院時から混乱があるNさん"のアセスメント

　入院すると自分の馴染みのない環境になるため居心地が悪く，そのことが不安を募らせる要因となりやすい．Nさんにとっても入院環境は，娘や猫と暮らしていた自宅とはまったく異なり，寂しく落ち着かない場所であり，安心できる環境ではなかったと考えられる．「財布」や「鍵」は自宅に帰るために必要なアイテムであり，それらがないことはさらに不安を増大させていた可能性がある．ショルダーバックを活用したことでその不安は軽減したが，ICUではまた違う環境になり持ち物の持ち込みが制限されていたため，振り出しに戻る形となった．

　さらに，苦痛の訴えはないものの，手術後であり腹部の違和感や点滴・ドレーンなどの挿入物における不快感もあった可能性がある．また，ICUには窓もなく医療機器やその音に囲まれた環境であり，見当識を保つことが難しかったと考えられる．

　混乱の原因は，認知機能の低下によるものがメインと考えられるが，身体的・環境的状況から軽度のせん妄を合併している可能性もある．こうした身体的苦痛や精神的安寧を得られない背景も重なり，食事も進まなくなっていることが考えられる．安心と安全が保てる環境および身体的苦痛や生理的ニードを満たせる支援，そして自宅へ帰るための支援が必要である．

看護の実際と結果

目標
1. 身体的苦痛の緩和と合併症の予防に対する適切なケアが提供される
2. 安心できる環境が提供され，Nさんらしく生活できる
3. 退院後の在宅療養環境を調整し，Nさんも家族も安心して退院できる

　目標①については，一般病棟に転棟後，速やかに疼痛コントロールされ合併症なく経過した．また，目標③は，目標②を支援する過程で家族も安心して自宅退院となったため，詳細は省略する．

目標2の具体策
- 財布や鍵などの大切な物はショルダーバックに入れて携帯してもらう
- 家族や猫の写真を飾る
- 編み物など，Nさんらしい生活を提供する
- Nさんのこれまでの生活などを聞きながらケアを行う
- Nさんのニーズをとらえ，1日のタイムスケジュールを提示する

転棟2日目から7日目
　一般病棟に転棟後すぐに，以前と同じように財布と鍵をショルダーバックに入れて携帯してもらった．それでも時々訴えがあったため，看護師はその都度一緒にバックの中を確認するようにした．すると「あぁ，そうね．ここにあるのね」と笑顔がみられ，翌日には多少の訴えはあるものの自分でバックの中を確認し，ほっとした表情をすることもあった．また，編み物を依頼すると，「やってみましょうかね」と意欲を示し，10分程度集中して行うことができた．

　ケアをするときには，Nさんのこれまでの生活を聞いたり，写真を見たりしながら話すと，編み物が得意だった話や猫をとてもかわいがっている話を自ら楽しそうにするようになった．転棟3日目頃には，「財布がない」「帰りたい」などの発言はほとんど聞かれなくなった．転棟4日目からは，担当の看護師と一緒に1日のタイムスケジュールを考え，予定表に書き込み，それを一緒に確認しながらケアなどを行うようにした．Nさんは，「えーっと，今日は編み物をするのね」「10時にあなたが来てくれるのね」と自ら予定を確認するようになった．

　食思不振はその後も続いたため，医師に持ち込み食の許可を得て，娘に自宅で昼食として準備していたものや使用していた食器を持ってきてもらうよう依頼した．持ち込み食をNさんの食器に盛り付け，「娘さんが準備してくれたお昼ごはんです」と差し出すと，「そう，それね」と口にするようになった．持ち込み食がない時は，病院食をNさんの食器に盛り付けて同じように提供した．

転棟 8 日目から 12 日目

　食事量は徐々に増えたが，8日目でも5割程度であった．編み物は日課となり，「わたしがやってみから」と積極的に行うようになった．しかし，「死にたい」という発言は聞かれなくなったものの，「娘は来るの？」「娘と一緒に帰りたい」という言葉を夕方になると訴えることが時々みられていた．このような時には，「娘さん，来るといいですね」「早く帰れるといいですね」など，Nさんの心情を汲み取り，寄り添うようにした．

　退院支援カンファレンスにおいて多職種で話し合い，創部も全身状態も安定してきていること，そして，本人の「帰りたい」という意向を尊重することをふまえ，自宅退院を見据えた外泊をする方針とした．娘にその説明をすると「ICUにいる時は，もう自宅では無理かもしれないと思っていましたが，いまの母を見ると，もとの母にだいぶ戻っているので安心しています．ただ，いきなり退院は心配だったので，お試しができるならそうしてほしいです」との返事であった．

転棟 13 日目から 19 日目

　週末に1泊の外泊をした．Nさんは「楽しかった」と笑顔で話したが，その内容は答えられなかった．娘によると，自宅では猫をかわいがったり，編み物をして過ごし，食事も自ら摂取し，まずまずの量を摂取できていたとのことだった．トイレへの移動には支えが必要であり，夜間はNさんのベッドの横に娘が布団を敷いて寝て，夜間のトイレに2回付き添ったとのことであった．娘は，「だいぶ前の状態に近いので安心しました．これだったら家に帰れると思います．ただ，トイレへの歩行がおぼつかないことが心配で，昼間の誰もいない時間は心配です」と自宅退院に前向きとなるとともに，具体的な悩みを示した．一方，Nさんは，外泊後から表情はさらに明るくなり，食欲も増進した．

　ヘルパーや訪問看護師の訪問，ディサービスなど，介護サービスを整える一方，病棟での歩行訓練を勧めると，Nさん自身も「帰りたいから歩く」と意欲的に取り組んだ．そして，転棟19日目（術後22日目）に自宅退院となった．

Nさんの事例のまとめ

　腹部大動脈瘤は自覚症状がなく，これまで自宅で平穏に生活していたNさんにとって，今回の入院は理解しがたいものだったと考えられる．そして入院生活は，これまでの生活から切り離され，自分に馴染みのない環境となり，寂しい場所，居心地が悪い場所であったことが考えられる．さらに，手術後であること，なぜか体が不調であり，点滴や心電図モニターなど訳のわからないものが体に付いていること，ME機器の機械音が響く環境であることが，混乱をまねくことにつながったと考えられる．

　認知症の人は，入院したことや入院している意味を記憶することが困難である．そして，見当識障害があるため，ICUなどのいままでみたこともない，窓も時計もない環境においては，自分がどこにいて，その時の時刻を想像することはとても難しい．こうした状況に置かれていることを看護師は理解し，支援することが必要である．また，その支援においては，"生活者としての視点"そして"本人の意思決定の尊重"が大切になる．

　今回のNさんへの支援は，NさんがNさんらしく生活できるよう安心できる環境やケアを提供した．これまでの生活背景をできるだけ継続できるようにしたのである．写真などの馴染みの物があるだけで，そこが自分の居場所であると認識できる．また，大切な物を身に着けているだけで安心できる．そして，役割があることで，自分の存在意義が確認できるのである．

　環境調整といっても，物理的環境だけではなく，人的環境を整えることも大切である．困っているときに助けてくれる，自分の気持ちをわかってもらえると感じることは，安心感につながっていく．看護師は，「財布がない」と混乱するNさんと一緒にバックの中を確認し，「帰りたい」と訴えるときはその心情を汲み取り言葉をかけていた．こうしたかかわりによって，病院であってもNさんにとっては，安心できる居場所になっていったと考えられる．

　急性期病院に入院した時，患者の身体的・精神的変化に驚き，退院に対して不安を感じる家族は少なくない．Nさんの娘も同様に，自宅での生活は無理ではないかと話していた．本来，人は自分の意思で物事を決定するが，認知症の人は本人の意思より家族の意思が尊重されることがある．Nさんの「帰りたい」という思いを受け止め，その意思を実現するためには，家族の理解と安心が不可欠であった．看護師は，娘の不安に対して，介護サービスを整えることに並行して，ADLの支援を行った．退院を見据えた外泊は，家族の安心につながったことはもちろんだが，Nさん自身の食事量が増えたことやトイレ歩行に意欲的になったことからは，本人の"できること""生きる力"につながったと考える．

V

家族への支援

知っておきたい家族の苦悩

（執筆：石川容子）

　国が掲げる認知症施策推進総合戦略（新オレンジプラン）は，「認知症の人の意思が尊重され，できる限り住み慣れた地域のよい環境で自分らしく暮らし続けることができる社会を実現」することを基本的な考えに据えている．それは，介護する家族の身体的・精神的健康が維持されてはじめて実現できることである．

　認知症の人を介護する家族は，認知症と診断された時から 24 時間 365 日，介護上で起こるさまざまなことに対処しながら，気が休まることがない．認知症と診断されたとき，その後の外来診療のとき，何らかの理由で入院したとき，いつでもそばにいるのは看護者である．認知症の人の家族が，少しでも安心して日常の暮らしを継続できるように支援することは，看護者の重要な役割である．看護者は，日々のかかわりのなかで，家族をどのようにとらえて，どのように声をかけ，どのようなサポートができるのか，実践を通して明確にする必要がある．

　「認知症の介護家族が求める家族支援のあり方　研究事業報告書」[1] では，介護を始めて間もない介護者ほど「気が休まる」時間を実感できず，周囲からのサポートを必要としていることが報告されている．また，認知症の人が施設入所中の場合でも，「在宅介護中はまったく気の休まることはなかった」と回答する介護者もいたと報告されている．介護者がつらい，苦しい，悲しいと感じることについての自由記述では，「本人の病状や症状から感じるつらさ，悲しさ」「介護すること自体から生じるつらさ」「介護者個々の条件により感じ方が異なるつらさ」「環境によって生じるつらさ」「地域や家族との関係から生じるつらさ」「差別・偏見から生じるつらさ，悲しさ」「専門職との関係を含め，サービス利用に伴い生じるつらさ」「制度や経済上の制限から生じるつらさ」が報告されている．

　どれほど認知症の人への支援が充実しても，認知症の人を支える家族は，さまざまなつらさ，気の休まらなさを体験している．

　筆者は，2014 年に認知症看護外来を開設し，認知症の人を介護する家族の介護相談を受けている．上記の報告書で報告された，介護者がつらい，苦しい，悲しいと感じることの内容は，認知症看護外来の相談内容からみえてくる家族の苦悩と共通するものが多い．看護者は，家族がかかえる苦悩を知ること，知ろうとすることが必要である．

❶ 気が休まらない

認知症の人を介護する家族は，時間の拘束や介護の重圧などから気が休まらない日常である．たとえば，「デイケアに行っていても，つねに頭から離れない」「明日はデイケアにスムーズに行ってくれるかなと，前日からはらはらしている」「買い物に出かけても，ひとりにするのが心配だから急いで帰る」「これからどうなるのかといつも考えている」などと話す家族は多く，気の休まることがないことがうかがわれる．また，ある家族は，「夫は施設に入所したのだが，迷惑をかけていないかと気になっている」と，自宅での介護がなくなってもなお気が休まらない生活を送っている．

❷ 自責・自己嫌悪

今日，認知症の介護に関する情報はあふれている．書店に足を運ぶと，認知症に関する書籍が多く並んでいる．家族にとっては，励まされたり，勇気づけられたりされる一方，自分はこんなふうにはできないと落ち込むこともある．

介護相談に訪れる多くの家族が，「やさしくしなければいけないことはわかっていても，ついつい声を荒げてしまう」「毎日，言い合いになって，毎日，後悔している」などと話す．「今日は何があるのか，どこかに行くのか」と何度も同じことを尋ねられ，苛立つ自分の感情に傷ついたり，「通帳がなくなった」と言われて押し問答してしまう自分を嫌になったりする．こうした自分の情けなさや自己嫌悪を誰にもわかってもらえずに，家族のなかでの孤独を感じている．

また，ある家族は「どうしても自宅での介護が難しくなって2年前にグループホームへ入れてしまった．娘として申し訳ない気持ちでいっぱいで夜眠れない日もある」と話した．母親がグループホームで楽しそうにしていても，自宅介護ができない自分を責め，やりきれない思いに苦しめられている．

❸ 「介護がもう限界」と言えないつらさ

身体疾患であるならば，手術や治療が必要になれば入院となる．その理由は明確であるが，認知症の場合，どのような状態になったら入院や施設への入所を検討するのか，それを誰が決断するのかは決まっていない．家族から「認知症がもっと進行しないと入院できないのか」「自分の夫の状況は入院の対象なのか」と質問を受けることがある．どんな状況でも入院，入所の相談は可能であることを伝えると，「それがわかりほっとした」と安堵する．

家族は，できるだけ自宅での介護を継続したいと思う一方で，いつまで続くかわからない介護に途方に暮れることもある．それでも，「まだまだ大丈夫」「自分が頑張らなければ」と自分を奮い立たせてしまう．その結果，心身のバランスを崩すことがある．

❹ 認知症によるさまざまな症状への対応

　認知症の人の理解できない言動は，家族を悩ませる．たとえば，誰もいない部屋に子どもが3人いると話したり，夕方になると家に帰ると出て行ってしまったり，配偶者に対して浮気をしているのではないかと責め立てたりする．そのような状況にどう対応すればよいのか，家族は試行錯誤する．なんとかうまい方法を見つけても，毎回うまくいくとはかぎらず，また困惑する．元気だった頃の家族を思い，なぜこんなふうになってしまったのかと落胆しながらも，目の前で起こるさまざまなことに対応しなければならない．

❺ 日常生活の介護による負担

　認知症の進行に伴い，身体的な介護も増える．食事，排泄，入浴，身の回りのことすべてに介護が必要になると，介護者の身体的負担は増強する．夜，何度もトイレに起きて，その都度付き添わなければならずに寝不足になったり，失禁によって汚れたシーツの交換と更衣をひとりでしなければならなかったり，食べこぼした床の掃除をしたり，介護が毎日の仕事のような状況になる．

　訪問看護を利用しながら，母親の介護を5年以上続けている40歳代の女性は，娘として母親の介護を完璧にこなしていた．寝たきりになった母親の体位交換も更衣もテキパキとこなしていた．ある夜，その娘から緊急訪問の依頼があり訪問した．いつも身ぎれいにしていた娘は，疲れた表情で呆然とし，シーツを手に壁にもたれかかり，「シーツの交換をしてほしい」と涙ぐんでいた．もちろん，ひとりでできないわけではない．その日は何度もシーツを汚されて，もう嫌になったとため息をついた．介護量が増えたとき，頑張ってしまう家族ほど，自分が気づかないうちに疲労が蓄積していることがある．

❻ 病院や施設での心ない対応

　ある家族は，「入院した際に，認知症というだけで付き添うように言われてしまった」「親が子ども扱いされてしまい，悲しかった」と話した．それでも，家族は何も言えずに肩身の狭い思いをしている．認知症に対する偏見や心ない対応は，本人のみならず家族をも傷つけている．

家族支援における看護者の姿勢

（執筆：石川容子）

❶ 介護者としての家族ではなく，ひとりの人として尊重する

　家族は，それぞれに人生があり，日々の生活がある．しかし，家族の誰かが病気になり在宅での介護が始まったとたんに，介護家族といわれてしまう．これまでの生活，いまの生活，抱いていた将来設計が崩れ，○○さんという個人から，「○○さんの奥さん」「○○さんの娘さん」などと呼ばれてしまうこともある．そのようなとらえ方では，家族のつらさや悲しみ，苦しみを知ることはできない．

　認知症の人を介護する家族は，大切な家族が認知症と診断され，大きな悲しみ，戸惑いを受け，将来への不安や苛立ちをかかえ，苦悩している．そして，家族それぞれが諦めなければならないこと，折り合いをつけなければならないこと，我慢を強いられることがある．それは，家族だから仕方がないことなのだろうか．ある家族は，「認知症の人の尊厳を守ることが大切だと言われるけれど，私の尊厳だって守ってほしい」と話した．認知症の人と同様に，家族の生活も大切にされなければならない．家族支援の大前提は，介護している家族を介護者としてではなく，ひとりの人として尊重することである．

❷ 看護者の価値観で理想的な介護を描かない

　自宅での介護は，たとえば，日中，家にいる嫁がおもな介護を担い，夫は仕事から帰宅後，介護のたいへんさを分かち合い，休みの日は皆で協力し合うといった環境があればよいかもしれないが，実際はそのようにはいかない．家族には家族の生活があり，介護は生活の一部であるはずだが，実際は生活のほとんどの時間を介護に費やしている．介護による家族の生活の不自由さを思えば，そもそも正しい介護，理想の介護などは存在しない．

　家族なら，これをするのは当たり前，こんなことを知っているのは当たり前といった固定観念は，家族を苦しめる．家族の介護に対する思いや考えは，その家族のこれまでの歴史，価値観，関係性などによって異なる．さまざまな家族のかたちをあるがままに受け止め，見守り，肯定する姿勢が大切である．

V 家族への支援

❸ 他者にはわからないさまざまな事情があることをわかろうとする

　家族を大切に思い，一生懸命に介護する家族がいる一方，ケアマネジャーに任せたままほとんどかかわりをもたない家族もいる．看護者は往々にして，家族の表面上の言動だけで「なんて冷たい家族なのか」「どうして協力しないのか」「困難な家族だ」などととらえやすい．しかし，家族には，さまざまなライフストーリーや事情があることを理解する必要がある．

　かかわりをもとうとしない家族のなかには，変わってしまう家族をみることがつらい，受け入れたくないと遠ざかってしまっている人もいる．協力したい思いはあっても，他の多くの問題をかかえているのかもしれない．施設のスタッフへの細かい要求は，施設に入れてしまった自分を必要以上に責め，追い詰められてしまった結果なのかもしれない．また，親子であっても，その関係はさまざまである．

　家族の事情は他者にはわからないという慎みを忘れずに，家族とかかわる姿勢が求められる．

> **COLUMN** **看護者は，何もできないことだってある**
>
> 　ある80歳代の女性は，アルツハイマー型認知症の初期と診断された．呼吸器疾患のため在宅酸素を使用している90歳の夫と2人で助け合いながら生活していた．
>
> 　夫婦は，「この先もう長くはない，このまま2人で最期まで自分の家で生活したい」と話した．しかし，遠方に住む娘は，2人での生活は危ないと判断し，施設入所を希望した．夫婦は「私たちのことは心配しなくていいから放っておいて」と言い，娘は「そんなことできるわけがないでしょ，火事でも出したらどうするのか」と怒り，親子の間で折り合いがつかなくなった．
>
> 　夫婦の気持ちも理解できる，娘の思いも納得できる．そのようなとき，看護者としては，程よい距離感を保ちながら，お互いの言い分に耳を傾けることしかできない．結局，夫婦は施設に入所し生活することになった．
>
> 　何が正しくて，何が最善の方法なのかは家族間で決定することであり，安易に立ち入れないこともある．

自宅で介護する家族支援の実際

（執筆：石川容子）

❶ とにかく話を聴く

　家族が困っていること，悩んでいること，家庭でのエピソードなど，話したいことを話せる時間と場を設ける．困っていることはどのようなことかと尋ねると，「こんなことがあって……，あんなことがあって……，それから……」と，日常的に起こっているエピソードを話し続ける家族がいる．いろいろなことを話した後，「あれ，何に困っているのだろう」となることもある．毎日の生活がたいへんで，一生懸命に頑張っていることを誰かに聞いてもらいたい，わかってもらいたいと願う家族は多い．

　家族が話したいことをすべて話せて，それを受け止めてもらえたと実感することで，介護そのものは変わらなくても，一時でも気持ちを楽にすることはできる．肩の荷を少し降ろせるように，とにかく家族の話に耳を傾けることである．

❷ 認知症の人の思いを想像し，代弁してみる

　家族から「デイケアから帰ってくると，ずっと寝ている」「家でゴロゴロしていることが多くて困る」といった相談を受けることがある．認知症の人は，日常生活のなかでこれまで難なくできていたことにも，より集中を要したり，失敗しないように緊張したりしないと取り組めなくなっていて，体力を消耗する．そのため，想像以上に疲労していることを伝えると，「そうなのか，仕方がないことなのか」と家族は納得する．

　また，「私の姿が見えないと，探し回ってあちこちに電話してしまう」「ずっと後をついて来られて疲れる」といった相談も多い．認知症の人は，いろいろなことがわからなくなって，頼りになるのは目の前の家族しかいない．本人の不安や孤独感について伝えることで，家族は少しやさしくなれることがある．

　家族には理解できない行動を，本人の視点で伝えることにより，家族の気持ちのもち方が変わる．かかわり方が変わることで，介護が楽になることもある．

❸ その家族ならではの介護に関心を寄せる

　家族は，介護の経験を積みながら，それぞれに工夫を凝らしている．

　たとえば，「夕方になると玄関から出て行くことへの対策として，一緒に出て，裏口から『ただいま』と入るようにしたら，それだけで気が済み，出て行かなくなった」と話す家族，「GPS機能の付いた携帯電話を持たせたのに，玄関に置いて出て行ってしまった」と苦笑して話す家族，「脱いだ服を洗濯機に入れると怒るので，同じ服を数枚用意したら本人は気づかず，怒る

ともなくなった」と話す家族など，さまざまな工夫を話す．

　生活をともにしているからこそ考えられることであるが，そこに行きつくまでには数々の苦悩があったと予測する．だからこそ看護者は，その家族ならではの介護に関心をもちながら聴くことが大切である．

❹ 疲弊している家族へは休息を提案する，入院の決断を促す

　家ではもうお手上げ状態になっているはずなのに，頑張ろうとする家族がいる．夜，眠れない日が続いている，嫉妬妄想で暴力を受けている，家を出て行ってしまうことで毎日のように警察のお世話になっているなど，自宅での介護が限界になっていることがある．そのようなときは，休息することや，入院やショートステイなどを利用することを促す．決断するのは家族であるが，そのきっかけは誰かがつくったほうがよい．頑張りすぎて無理をすることは，本人にとっても幸せではない．看護者が，自宅がいちばんだとは限らないというメッセージを送ることで，家族がSOSを出しやすくすることが大切である．

❺ 将来のことを一緒に考える

　認知症の進行に伴い，家族は，しばしば意思決定を迫られることがある．嚥下が困難になって，口から食べられなくなったときにどうするかなど，意思決定しなければならない．その時になってから考えるのではなく，認知症がどのように進み，今後，何が起こりうるのかなど，できるだけ早い時期から将来をイメージできるように支援することが大切である．もちろん，「将来のことは考えたくない」「いまのことで頭がいっぱい」と思う家族もいる．大事なことは，認知症という病気をかかえて，本人，家族がどのように生きていくか，いまをどうするかということを看護者がいっしょに考えることである．その積み重ねが将来につながっていく．

　認知症と診断された時から始まる家族の長い介護の道のりを，いっしょに支え続けていくことが看護者には求められる．

（執筆：四垂美保）

医療施設における家族支援

❶ 患者家族の思いを知る

　Ａ病院では，退院した患者の家族に，治療やケアを含めた病院での生活全般についてのアンケートへの回答を依頼している．

　たとえば，「週に４日ほど通いましたが，その都度，スタッフの方から日々の生活の様子をうかがえました．わからないときは，詰所に確認までしてくださいました．先生，師長さんは事あるごとに病状説明をていねいにしてくださり，家族にとっては心強いものでした．とくに師長さんには，精神的にずいぶん支えていただき，明るい気分になれました」などといったコメントが寄せられる．アンケートのコメントのなかには，患者ケアや家族対応へのヒントや改善点が含まれている．

　アンケートのコメントから抽出したキーワードには，「質問しやすい雰囲気」「患者や家族の意向をきちんと話すことができる」「細やかな配慮」「きめ細かくていねいな看護・介護」「患者の様子や治療に関するていねいな説明」「家族への精神的なフォロー」「どのような患者でもやさしく受け止める」「患者の穏やかな表情」「個別性の高いケア」「スタッフの笑顔とやさしさ」「スタッフが朗らかで親切」「気持ちをわかり，一緒に考えてくれる」などがあげられた．

　このような家族の意見から何がみえてくるのだろう．入院している認知症患者の家族の不安や葛藤，望むことを考えてみよう．

❷ 家族が安心できるよう対応する

　入院時は患者と同様に，家族も大きな不安をかかえている．まずはスタッフが笑顔で出迎え，安心できるように対応する．そして，病棟の看護・介護の担当者として自己紹介を忘れてはならない．家族と信頼関係を構築していくことが重要であり，患者・家族へ誠意ある態度で接することが大切である．

❸ 家族の立場に立つこと

　病棟に来た時の家族の雰囲気，入院時の面談での話の様子から，家族の特徴（理解度，期待度，心理状態，性格，考え方，家族の関係性など）をつかむようにする．その特徴に合わせてコミュニケーションを図ることが必要である．

　看護師は，家族は素人であり，医療者ではないことを忘れがちであり，自分たちの説明に対する理解が困難であることも当然予測されるにもかかわらず，「理解の悪い家族」というレッテルを貼っていないだろうか．家族にとって，病院での生活は非日常的な体験であり，その

緊張から，自分たちの考えをうまく伝えられない場合もあることを忘れないようにしたい．そして，医療者の価値観で物事を進めるのではなく，「自分だったら」「自分の親だったら」と考え，家族の不安や悲しみ，葛藤を感じ取り，それを軽減できるように支援することを忘れないようにする．

❹ 家族の要望をできるだけ実践するために，多職種とつなぐ

　家族の希望を考慮し，患者の思いも取り入れたケアをさまざまに考えながら実践できなければならない．そのためには，家族と積極的にコミュニケーションを図り，家族の置かれている状況や抱いている思いを把握することが必要である．さらには，家族の要望や不満をキャッチし，看護，介護職だけでなく，医師，リハビリテーションスタッフ，医療ソーシャルワーカーとも情報共有できるよう連絡・調整を行い，カンファレンスやミーティングを開催できるようにする[2]．

　医師との関係調整も重要である．必要性を判断し，速やかに医師との面談を提案し，患者の心身の状態や治療について家族が理解できるように説明する場を設ける．このとき，認知症という疾患や合わさった病状の理解を手助けできるように，症状の起こっている背景についても，家族にわかる言葉で，家族の思いになり，何回も伝え，説明後はどのように理解しているかを家族の表情や言葉から確認する．家族が疑問や不安を抱くことがないようにすることが重要である．加えて，認知症の進行に伴って今後起こりうる状態についても説明しておく．

❺ 家族の不安を解消し，患者のための行動につなげる

　なかには，BPSDによってスタッフや他の患者に迷惑をかけるのではないか，その結果，入院を継続できなくなるのではないかという不安をもつ家族もいる．そのような家族には，BPSDは認知症のために起こっていることを説明し，ケアや治療により症状の緩和に努めることを説明するとともに，家族のこれまでの介護のたいへんさをねぎらう．「自分で介護せずに，大切な家族を施設に預けてしまった」という後ろめたい気持ちを抱いている家族がいることも忘れてはならない．

　また，家族の面会が患者の「帰りたい」という思いを強くするのではないかと心配して，面会を差し替える家族もいる．家族は患者にとって安心できる大切な存在であることを説明し，自由に面会に来てほしいと伝える．

　さらに，患者の中核症状から起こりうるさまざまな状況に対して，家族がどのように対応すればよいのか戸惑い，悲しい気持ちをかかえているときには，その状況を察知できるよう感度を高め，家族が前向きに患者と接することができるようにコミュニケーションを図り，支援していく．

❻ わかりやすく伝えるために

生活の様子を自らの言葉で家族に伝えられない患者に代わり，患者の日々の様子を家族に伝える．わかりやすく伝えるために，変化を説明しやすい資料を準備しておく．たとえば，継続的な観察項目から，患者の変化を理解してもらうように説明するのである．

また，リハビリテーションの記録や普段の患者の姿を映した写真などを準備し，それらをもとに話を進めるとわかりやすい．表情の変化や発語が少ない患者がつぶやいたひとことや表情なども記録に残しておくと家族に伝えやすい[2]．

❼ 速やかに報告し，対応する

患者の身体状態の変化や薬物療法の開始や変更，日常生活面に変化があった場合は，家族へ速やかに報告する．たとえば，歩行能力の低下，失禁の増加，衣服の変更，離床の有無や頻度の変更，使用する車椅子の変更，食事形態の変更および食事量の低下，体重の減少，自歯の欠損や齲歯，義歯の不適合などである．家族への報告は，良好なコミュニケーションのためにも重要である．その場合，家族にわかる言葉でゆっくりと話し，繰り返し伝えることを心がける必要がある．

家族の面会時には，家族のもとへ足を運び，最近の状態を報告する．家族が帰る際には，気になることや心配なこと，要望はないかを尋ねる．そうすることで，家族の気持ちを引き出しやすくなるとともに，早めの対応が可能となり，家族の心配ごとを減らすことにつながる．家族の事情や特徴を把握し，家族の心情を推し量り，親身に対応することが大切である．時には，時間をかけてじっくりと話を傾聴することも必要であり，家族との信頼関係を築く努力を続けることが大切である[2]．

食思が低下する，経口摂取をしているが体重減少が続き栄養状態が低下する，活気がなく疲れやすい，発熱や誤嚥性肺炎の頻度が増しているような場合には，今後死に向かう可能性があることを家族に説明する．そして，家族と患者が望む過ごし方を確認し，それを実現できるようにスタッフ間で統一した支援をする．

（執筆：四垂美保）

家族支援の実際
妻もケア，妻とケア

事例紹介

- Ａさん（70歳代，男性）
- 診断名：前頭側頭型認知症，高血圧，糖尿病
- 障害高齢者の日常生活自立度：B2
- 認知症高齢者の日常生活自立度：Ⅲb
- CDR：2
- 症状：中等度の見当識・記憶障害があるが，言語理解は比較的保たれている
- 特徴的な症状：気分の変化が激しく，攻撃的になる
- 性格：神経質で気が小さいところがある
- 妻の思い：夫が若くして認知症となり，家庭での介護がたいへんだった．入院後も，介護を嫌がったり，攻撃的になったりすることがあるため，看護・介護スタッフに迷惑をかけていることが申し訳ない．

Ａさんは入院時より，幻視，興奮を伴うせん妄を認め，向精神薬の服用を開始した．6カ月経過した頃より食欲が低下し，むせやすさも出現し，向精神薬を減量している．医師より，進行が早いタイプの認知症であり，運動機能や嚥下能力の低下が問題となってくるであろうと妻へ説明されていた．入院9カ月後，認知症病棟へ転棟となった．

❶ 転棟時の初回カンファレンス

転棟による環境の変化があるため，Ａさんが安心できるケアを提供するとともに，妻の不安の軽減を図ることを目標とした．

- 痛みに敏感で不安になりやすいことから，ケアを嫌がることがある．ゆっくりていねいにケアを行う．Ａさんが嫌がるときには無理強いせず，時間をおいて声をかける
  → 妻にもケアを嫌がる理由を説明し，Ａさんのせいではないことを伝える．
- 口腔ケアを確実に行い，口腔内の環境を整えることで，経口摂取につなげる
  → 口腔内の汚れや乾燥，歯や歯肉の炎症によって，食べることが苦痛であると考えられること，また，おいしく食べられない状況であることを，妻に説明する．

- Aさんが食べたいと思うときに，好きなものから食べてもらう
  - → 食事に時間の制限はないことを伝え，妻も介助できるように，ともに介助しながら食事介助のポイントを説明する．
- 気分の状態をみながら，Aさんがその気になる声かけによって離床を進め，生活史をふまえて，妻とともに楽しめる活動（イベント，パターゴルフなど）を提供する
- Aさんが好きなクラシックをいつでも鑑賞できるようにする
  - → ベッドサイドにCDプレーヤーを設置し，妻が選んだ曲をかけてもらう．
- 妻とのコミュニケーションに努める
  - → 妻が来院したら笑顔で挨拶し，スタッフからAさんの様子を伝える．その際，妻が疲れていないかを確認しながら，遠くから通ってきていることをねぎらう．また，Aさんが元気だった頃の話や自宅での様子，思い出などを聞きながら世間話をする．このようなコミュニケーションを継続することで，妻の心配ごとを引き出し，相談しやすい雰囲気をつくる．

❷ Aさんと妻に変化がみられた時期

- ケアを嫌がることや怒りが軽減し，日中着からパジャマへ更衣できるようになった（妻の希望でもあったが，入院以来できていなかった）
- 口腔ケアを嫌がることが少なくなり，口腔内の状態を観察・ケアできることが多くなり，歯科がフォローできるようになった
- 食事摂取量が半分以上に増えた
- 短い時間でも毎日離床できるようになり，妻と散歩に出かける機会が増えた
- 妻とともに，笑顔でイベントやレクリエーションに参加する機会が増えた
- 妻の表情がやわらかくなった．スタッフに冗談が言えるようになり，不安な気持ちも話してくれるようになった

❸ 肺梗塞を発症し，ヘパリン治療を開始した時期

　Aさんは肺梗塞を発症した．妻は，Aさんの性格を考慮して，「夫の死への不安や苦痛を取り除いてほしい」「急変時に，挿管など苦しいことはせず，自然にしてほしい」ことを希望していた．

❹ 状態変化を受けたカンファレンス

- Aさんのベッドサイドでの不用意な発言を避けるようスタッフに周知した
  - → 病状に関する話は，妻と別室でゆっくり行う．
- 口腔ケア，ドライシャンプー，清拭を行うと，Aさんはさっぱりした表情をみせるため，基本ケアをしっかり行う
  - → つねに身ぎれいな状態で，Aさんが心地良く過ごしている姿を妻にみてもらう．
- 好物のフルーツジュースを口腔内にスプレーし，味わう楽しみを継続する
  - → 口を動かし味わおうとする．笑顔になるため，妻にも注意点を説明し実施してもらう．

- 妻が付き添っている時間に，リハビリテーションスタッフによるリラクセーションセラピー(マッサージ)を実施する
  - → 体の緊張が緩み，リラックスした表情になるところを妻にみてもらう．また，妻ができるマッサージを紹介する．
- 安楽な体位を工夫し，拘縮予防に努める
  - → Ａさんがケアを受けるときに苦痛を感じないように，関節拘縮を予防することの必要性を妻に説明する．
- 妻との散歩を好んでいたことから，散歩の代わりにベッドをホールに移動し，外の景色や風を感じてもらう時間をつくる
  - → Ａさんの好きだった曲を聴くなどして，２人でゆっくり過ごせるようにする．
- 病室の環境を整える（安楽な椅子やソファを準備する，水分補給が適宜できるようにお茶セットを準備する，病状により使用できる個室へ移動する）
  - → 妻が休息の時間をもちながら付き添い，ケアに参加できるようにする．妻はスタッフと気軽にコミュニケーションを図り，時には他の患者の話し相手になる姿がみられた．また，数日ごとに近くの温泉に通い，疲れを癒して来られるようになった．
- 妻の決断を支え，不安や要望などについては，医師や多職種と円滑なコミュニケーションを図れるように調整する
  - → 妻の面会時には，医師に必ず訪室してもらう．リハビリテーションは妻の在室時に実施する．

❺ 肺梗塞発症から２週間後，回復に向かった時期

嚥下機能の著しい低下はなく，覚醒レベルの変化に注意しながら経口摂取を開始した．あわせて，ティルティング車椅子での離床を短時間から始めた．

❻ 亡くなるまでの時期

３週間経過後，肺炎を発症した．

妻は，「胃ろうや高カロリー輸液は考えていない．本人を苦しませるだけだから … 枯れていくように最期を迎えられればと考えています」と師長に話した．今後はその都度妻と相談しながら，Ａさんと妻にとっての最善のケア(緩和ケア)を考えていくことにした．

５日後，呼吸状態が悪化し，永眠した．

❼ 妻からの手紙

「たいへんお世話になりました．おかげさまで，夫とともに悔いのない最期を迎えられました．スタッフの皆様のあたたかいお声かけに支えられた日々でした．ありがとうございました」

こんなことを尋ねられたら

（執筆：四垂美保）

これから父の認知症はどうなるのでしょうか？

説明例 「お父様の認知症はアルツハイマー型認知症です．一般的にアルツハイマー型認知症は緩やかに進行していきます．お父様は記憶の障害があり，数分前のことを忘れてしまいます．このように，認知症の症状は記憶の障害から始まります．脳の，記憶をつかさどる"海馬"という部分が萎縮し，新しい出来事をキャッチしてとどめておくことが難しくなっているのです．はじめは時間や場所がわからなくなり，重度になると目の前の人が誰なのかもわからなくなります．そして，歩くことが難しくなり，食べられなくなるという経過をたどります．何年でこのような状態になるのかには個人差があります．お父様のご様子をみながら，できることはしていただき，できないことはさりげなくお手伝いさせていただき，お父様になるべく不自由がないように努めます．できる"いま"，楽しめる"いま"を大事にしていきたいと考えています」

母は私のことがわからないようです．
何もわからなくなって……
会いに来てもなんだか切なくなります．

説明例 「認知症が重度になると，ご家族のこともわからなくなります．でも，最初は娘さんのことがわからなくても，昔の思い出話をしてみてください．たとえば，私たち看護師には，子どもの頃におてんばだったことや，渋谷で洋裁のお仕事をされていた頃のことなどを話してくださいます．お話をしているうちに，話の内容や娘さんの話し方や声のトーン，雰囲気などから，自分に近い人だと感じてくださいます．安心もされると思います．普段はこの写真のような笑顔をみせてくださいますし，スタッフと散歩に出かけることもお好きです（日常生活のなかでの良い表情の写真を見てもらい，エピソードを説明する）」

※スタッフが家族と積極的にコミュニケーションを図ることが大切であり，入院中の日々の様子を伝えていく．

V　家族への支援

母がこのまま食べられなくなったら，どうしたらよいでしょうか．

説明例　「食べられなくなったとき，水分や栄養を摂るための方法はいくつかあります[3]．管を使って胃や腸に流動食を入れる方法（経腸栄養法）としては，おなかから直接胃にチューブを入れる胃ろう栄養法，鼻から喉を通して胃にチューブを入れる経鼻経管栄養法があります．腸を使わずに，静脈の中に，直接，栄養成分を投与する方法（非経腸栄養法）としては，太い静脈に点滴の管を入れる中心静脈栄養法，点滴ともいわれている末梢静脈栄養法，持続的に皮下から水分を補う持続皮下注射があります．それぞれにメリットとデメリットがあります．自然の経過に任せ，可能なかぎり少しずつでもお口から召し上がっていただくという選択もあります」

「お母様がこれまで大切にしていたことはどのようなことでしょうか．たとえば，楽しみや喜びにつながることがある，身の回りのことが自分でできる，痛みや苦しみがなく過ごせる，自然に過ごすことができるなど，さまざまではないでしょうか．お母様だったらどのようにしたいとおっしゃるだろうかと考えてみませんか．また，お母様とお話ししてみてはいかがでしょうか．うまく答えることはできないかもしれませんが，お母様の望むことがわかるかもしれません．そして，主治医を含め，私たちスタッフと一緒に考えましょう」

何もしないのはかわいそうな気がするので，母に代わり点滴をお願いしましたが，それが無理な延命になって母に苦しい思いをさせているのではないかと心配です．

説明例　（主治医から）「無理に延命しているのではありません．最小限の水分のみの点滴です．最期の時まで苦しくなく，緩やかに経過されるようにしています」

（看護師から）「むくみが強くなっていないか，痰が増えていないかなど，お体の状態を見極めて，ご本人が必要としている点滴の量を考えながら調整し，お母様が苦しくないようにします」

（臨死期に）呼吸が苦しそうです．手足が紫になって冷たくなっています．何もしてあげられないんです．

説明例　「呼吸が苦しそうにみえますが，この時期は苦痛を感じないように脳内モルヒネが分泌されるので，必ずしも苦しさを感じているわけではないようです．手足が紫になっているのは，生きることを支えるお体の大事な部分に血液が回っているからです[4]．温かい毛布を掛けて差し上げましょう．聴覚は最後まで残るといわれています．そばでお声をかけて，お体にそっと触れて差し上げてください．きっと安心されますよ」

　お別れの時が近いと伝え，最期の時に着せたい着物や洋服があれば預かることができること，会わせておきたい人に会ってもらうよう説明する．臨終の際の希望（必ず付き添いたい）や死後の要望もうかがい，対応の準備をし，スタッフ間で情報を共有する．

Ⅵ

多職種連携

認知症の人の意見を尊重した連携

（執筆：上野優美）

　多職種連携は何のために行うのか．それは，いまかかわりのある認知症の人の意思が尊重され，今後の人生が，本人にとって良きものとなるように，私たちができることを皆で支援していくために行うものではないだろうか．

　そうであるならば，日々，認知症の人やその周囲にいる人びとと今後について少しでも話をしていたら，すでに連携は始まっているといえる．たとえば，たとえ立ち話であっても医師と，患者の今後のことについて話ができれば，それはもうカンファレンスであり，連携になる．多職種連携というと，退院に向けての医療連携室や地域との連携など，大がかりなカンファレンスやチーム医療を思い浮かべやすいが，このような日常の小さなコミュニケーションも大切な連携のひとつとして意識的に行うことが大切である．

❶ 連携のための情報収集

①本人の意思決定

「今後の人生を本人にとって良きもの」にするために情報収集は欠かせないが，いちばん忘れてはならないことは，認知症である本人からの情報収集である．本人の望む生き方を知ることが最大の道しるべになる．そこには必然と意思決定支援が必要になってくる．

　永田[1]は，認知症の人の自己決定には3つの意味があると述べている．

- 自尊心と現実見当識を高め，安らかさや潜在力を引き出す
- 依存せざるをえなくなっても，その人らしく主体的に生きていける
- 自分らしい時を過ごし，人生の完結に向かう

　そして，このことは，看護師の臨床価値として，

- 看護を展開するうえでの最良の指針を得る
- 本当のその人らしさに向けたケアができる
- 本人の意思やその人らしさに触れながらのケアができ，看護師にとっても充実感や学びが得られる

としている.

認知症であるとしても，軽度から中等度であれば，コミュニケーションを工夫することで言葉で意思を伝えられる.また，重度であっても，表情やしぐさから意思を汲みとることもできる．支援者は，本人の意思を最大限に引き出すよう努力することが最も重要であり，それが本人の今後の人生をより良きものにする支援につながっていくのである.

② 本人と身近な人からの情報収集

本人の言葉やしぐさだけでは，本当の思いが十分わからない場合には，本人にとっていちばん身近な人と連携を図る必要がある.

これまでの本人は，どのような人生を望み，どのような意思決定をしてきたかを家族と一緒に振り返ってみる.家族や友人が病気にかかったとき，人生の岐路に立たされたときなどに，本人はどのように考え行動したのかを思い出していく.そうすると，「いまの状況を本人が知ったら，きっとこうするのではないか」と思い描くことができる．本人の代わりに意思決定しなければならない家族が「本当にそれでよいのだろうか」と悩んでいるとき，看護師がこのようなプロセスを一緒にたどることで，認知症の人にとってもより良い人生の選択をできるのではないだろうか.

現在は，核家族でもあるため身近な人が必ずしも家族ではない場合もある.そうした場合には，親しい友人などと連携することもひとつの方法である.

❷ 認知症の人と医療者間での連携

連携・チーム医療の一員として，認知症の本人の存在は必須である.しかし，実際はどうだろうか．岩鶴[2)]は，「インフォームドコンセント（説明と同意）は，検査や治療の説明の場のみにあるのではなく，看護や介護を提供する際にも必須であり，この説明と同意を得ることこそが，認知症者の権利擁護のはじめの一歩であり，意思決定へとつながっていく」と述べている.「認知症だから説明してもわからない」「説明しても忘れてしまうから」と医療者がとらえてしまうと，認知症の人からのメッセージは受け取ることができなくなり，その人の権利を擁護することもできなくなってしまう.つまりは，認知症の人と医療者の間の連携が途絶えてしまうのである．岩鶴が述べたように，私たち看護師（医療者）は，日々のケアのなかでもコミュニケーションスキルを駆使して意思決定支援を行っていく.このような毎日の積み重ねが，今後の方向性を決定する際にもいきていくものと考える.

また，入院診療計画書や退院支援計画書を作成する際にも同じことがいえる．家族や医療者が，本人にとって良い計画になるよう検討しながらも，作成時には認知症の人自身が同席していないことはないだろうか.そうではなく，かかわる職種がそれぞれの役割を発揮しながら，認知症の人とともに「今後の人生を本人にとって良きもの」にするための計画を立案していくことが大事である.

❸ 看護師間での連携

　冒頭でも述べたが，日々のなかで，認知症の人の今後について少しでも誰かと話をしていたら，すでに連携は始まっているといえる．看護師間で患者とのコミュニケーション方法や家族の状況などを申し送ることや，カンファレンスをすることも連携のひとつといえる．そして，その連携の場は先輩後輩に関係なく，なんでも自由に話し合える場にすることが大切である．経験の浅い看護師であっても，直接的ケアを行う機会が多ければ，それだけ多くの情報をもっている．たとえば，認知症のAさんに対しての問いかけは「どうしたいですか」などのオープンクエスチョンではなく，「XとYのどちらがよいですか」などの選択肢があれば選ぶことができるなどの情報である．こうした情報の共有や伝達ができていれば，今後の治療や退院後のサービスの選択などでも，支援の仕方次第ではAさん自身による意思決定が可能になる．また，着替えを手伝うと嫌がるが，ジェスチャーを見せると自分で着替えられるなど，ケアの方法を工夫することで本人自身ができるようになることの情報があれば，そのケアをつないでいける．

　このような日常的なコミュニケーションの状況やケアの工夫などは，退院調整や退院支援において重要な情報になる．リーダー的役割を担うベテラン看護師は，こうした日々の何気ない情報を統合して支援に結びつけていけるとよい．そして，在宅あるいは転院先でも本人の望むケアが継続されるよう，地域を交えた多職種カンファレンスなどで情報を共有していく必要がある．

❹ チームのなかでの連携

　看護師は，これまで述べてきた内容を意識して，自分たちがもっている情報を医師や他の職種にも伝え，そのチーム員全員が，「今後の人生を本人にとって良きもの」にすることに向かって進めるように舵取りできるとよいと考える．また，そのためには，各職種が互いの役割を認識し，認め合い，それぞれの力が発揮できることが望ましい．

　2010(平成22)年に，厚生労働省のチーム医療の推進に関する検討会から，「チーム医療の推進について」という報告書が発表された．その基本的な考え方に，「チーム医療とは，『医療に従事する多種多様な医療スタッフが，各々の高い専門性を前提に，目的と情報を共有し，業務分担しつつも互いに連携・補完し合い，患者の状況に的確に対応した医療を提供すること』と一般的に理解されている」[3]ことを据えている．

　筆者は，2008(平成20)年から4年間，3Dサポートチームというチームを組んで活動した．3Dとは，うつ(Depression)，せん妄(Delirium)，認知症(Dementia)の頭文字である3つの「D」を意味し，複数のチームメンバーで現在起こっていることを多角的にみていくという意味をチーム名に込めたものである．そのメンバーは，リエゾン精神看護専門看護師1名，認知症看護認定看護師1名，臨床心理士1名であった．このチームのことを臨床心理士の福榮[4]は，臨床心理士は，看護に関することや身体的アセスメントに強くないことを前提としながらも，「看護とは異なる立場だからこそ，自由に視点を変えられることができる」「私たちはついつい自分の常識は相手の常識と思いがちです．"身体的なアセスメントは強くない""看護

の常識がわからない"臨床心理士だからこそ，その立場をいかし，新卒看護師や他職種の代弁者として"そこがわからなかったのでもう少し詳しく"とリエゾンナース，認知症看護認定看護師の説明に"水をさせる存在"でありたい」と述べている．また，同じくチームメンバーのリエゾン精神看護専門看護師の赤沢[5]は，「異なる職種で構成されていたことで，それぞれの専門性やキャラクターが引き出される相乗効果がありました．さまざまな職種が集まると，教育背景や得意とするアプローチが違い，それぞれを比較したり，自分の権利や立場を主張したりということが起きがちです．しかし，このチームの場合，3人ともが自分の限界を知り，わからないことをわからないと言い合えたこと，そして，相手の専門性を尊敬し，互いによい意味で頼り合うことができたことがスムーズに活動できた秘訣であったように思います」と述べている．

　このように，各専門職がそれぞれの役割と限界を認識し，そして，相手の専門性を尊敬することで，自分やチームメンバーが能力をよりいっそう発揮でき，逆に足りないところは補完し合える．そして，その成果として，「今後の人生を本人にとって良きもの」にすることにつながっていくものと考える．

　この3Dサポートチームは，自然発生したチームで診療報酬の対象でもなかった．しかし，患者や看護師の困りごとを解決したいという同じ志をもった3人が，それぞれの専門領域をいかして活動し，チームとしての成果をあげることができた．

　現在の認知症ケアチームは，診療報酬のために施設が結成を推進し，チーム構成には，専任の医師や看護師，社会福祉士が指定されている．そのような結成の違いがあるにしても，志は同じく，「診療報酬のため」のチームではなく，「今後の人生を本人にとって良きもの」にするために活動・連携をしていくことが望まれる．

　中島[6]は，「連携づくりのやりがいは，難しさから逃げないこととパラレルである」と述べている．そして，「自ら進んでネットワーカーになろう」と看護師に呼びかけている．多職種との連携においては，難しさを感じる場合もあるかもしれない．そうであるとしても，看護師は自ら進んで多職種を結ぶネットワーカーとなり，認知症の人が，その後の人生を自分らしく充実して過ごせるよう支援できる存在でありたいと考える．

（執筆：赤井信太郎）

地域との連携，チームづくり

❶ 病院と地域との連携

　病院と地域との連携は，本人と介護者が安心して社会生活を送れるように支援するためにある．連携の形は，支援を受ける人の健康段階や家族関係，経済状況などによってさまざまに変化する．たとえば，病院と施設，病院と診療所や訪問看護ステーション，病院と介護サービス事業所や地域包括支援センターなど，入院中や外来などを組み合わせると，いろいろな形になる．これは，入退院支援加算，退院時共同指導料，介護支援等連携指導料，診療情報提供料などの診療報酬として評価されている連携なのである．また，地域連携クリティカルパスやサマリー送付など，普段行っていることがすでに連携であり，普段から臨床で当たり前のように行っていることなのである．

　認知症の人を対象とした病院と地域との連携では，「本人の生きる希望をつなぐ」「本人と家族が支援を受け入れることを待つ」「本人と家族を支える」ことなどが重要となる．

① 本人の生きる希望をつなぐこと

　認知症の人の場合，今後生活する場所や生活スタイルを決める意志決定が，本人抜きで行われることがある．認知症の人が一緒に参加しているにもかかわらず，家族と関係職員だけで会話が進む状況は，判断力や会話能力の低下により，本人には「わからない」と決めつけて諦めることで起こる．

　以前，雑誌[7]でも紹介したが，自宅で転倒して腰椎圧迫骨折で入院していた80歳代の女性Aさん（認知症高齢者の日常生活自立度Ⅱa）は，退院カンファレンスの次の日から元気がなくなり，リハビリも拒むようになった．カンファレンスでは，自宅で再び転倒しては困るという家族の意向で，寝室から居間の間に設置してあった平行棒のレンタルを中止することが決定していた．Aさんにとって居間をつなぐ平行棒は，テレビ鑑賞や居間で友人に会うなど，自分らしい生活を送るための道具であった．しかし，カンファレンスの時に誰もAさんには意見を求めなかった．後日，事情をケアマネジャーに伝え，退院後も平行棒をレンタルできるように変更されると，Aさんは元気を取り戻した．

　このように，認知症の人に対する地域との連携では，「連携の中心は本人である」という原則を守り，時には代弁者となって，地域で支援する関係者に対して「本人の生きる希望をつなぐ」役割を担うことが必要である．

② 本人と家族が支援を受け入れることを待つこと

本人と家族が，介護サービスの支援を受け入れるまでに時間を要することがある．その理由は，「まだ，そこまで悪くはない」「まだ，自分たちの力だけできる」「家のなかをいろいろと探られたくない」など，さまざまである．実際に，外来の介護相談で介護申請の説明をすると，上記のような理由で介護サービスを利用しようとしないことがある．

若年性認知症と診断された妻と一緒に介護相談に来たBさんは，介護申請について説明しても，なかなか介護サービスを受けようとしなかった．そろそろ一人での介護に限界があることは，Bさん自身もわかってはいるが，介護サービスを受けることをかたくなに拒んだ．「まだ妻は若い．お年寄りのなかに一緒というのはつらい．かといって，作業所などのようなところに行ってもうまく仕事もできず，そんな悲しい思いをする妻を見たくない」と話された．Bさんは，「介護ではなく，悪化の予防」を強く求めていた段階であった．訪問リハビリテーションを医療保険で受けることを勧めたところ，Bさんは受け入れ，訪問リハが開始となった．理学療法士に，訪問時にはBさんの気持ちを聴く時間を少しもつことを依頼した．次第にBさんは自分以外の人に介護を任せることを受け入れ，介護申請を行った．

本人や家族が支援を受け入れることに抵抗を示す場合，説得するのではなく，気持ちを聴くことが大切である．説得しようと焦ると，かえって相談窓口に来なくなってしまうことがあるからだ．SOSを言える窓口として，「本人と家族が支援を受け入れることを待つこと」によって，切れない関係をつくることが必要である．

③ 本人と家族を支えること

80歳代女性のCさんは，入院中にレビー小体型認知症の診断を受けた．抗認知症薬（ドネペジル塩酸塩）の服用によって，Cさんの症状は改善したが，「自分がこんな病気になるとは思わなかった」とショックを隠せない様子であった．また，隣に住む長男夫婦も，「病気のこともあって，どう見守っていけばいいのかわからず，心細い」と話した．そこで，在宅支援の窓口として地域包括支援センターがあることを伝え，退院までに保健師との面会を行った．1カ月後，Cさんは明るい顔で病棟を訪問し，「保健師さんが時々来てくれて，話を聴いてくれるから安心している」と報告してくれた．

新オレンジプランの目標には，2018年度には全国すべての市町村に認知症初期集中支援チームを配置することが掲げられている．この支援チームは，地域包括支援センターが担っており，Cさんのように介護認定が非該当となった軽度認知症の人と家族を地域で支えていく場合にも大きな力を発揮する．

❷ チームづくりのプロセス

多職種で構成するチームづくりはどのように行えばよいのだろうか．大がかりなチームを最初にイメージすると，二の足を踏んでしまいがちになる．そこで，このように考えてみてはどうだろうか？　ある目標や課題などを自分ひとりでは解決できないときに，誰かに相談して妙案を得ることや，協力してもらい解決したことは，誰もが経験していることだ．つまり，チームとは，「共通の目的や目標をもつ」「継続した活動を行う」集団のことなのである．この2つのキーワードがあれば，チームはつくれるのである．

① 共通の目的や目標をもつ

チームをつくることは，それ自体が目的ではない．チームとは，目的達成のための機能なのである．では，目的はどのように決めるのか？　たとえば，「抑制しないケアを臨床現場で行えるようにする」ことを，チーム活動の目的に決めたとする．では，この目的を達成した先にあるものは何か？　「認知症の人が安心して治療を受け，病気を治すことができる病院になる」など，心に描く未来像（ビジョン）へとつながるのである．このように目的は，心に描く未来像（ビジョン）に向かうために，成し遂げなければならない事柄を明確にすればよいのである．また，チームが成り立つためには，目的を共有することが必要であるため，チーム内の雰囲気を気軽に確認し合えるようにすることが大切である．気軽に話し合える雰囲気をつくることで，目的と行動のズレや臨床現場とチーム活動の乖離を防ぐことができる．

活動を始めるにあたって，チームの使命（ミッション）を決めることが大切である．ミッションが明確になることで，個々の役割も明確になり，活動を通して目的が達成されていき，ビジョンへと向かえるのである．たとえば，前述のビジョンや目的を達成するためには，チームの使命を「認知症の人が困っていることをスタッフに伝える」とすることで，スタッフは，認知症の人の困りごとを解決するようになる．そして，結果的に「抑制しないケアを臨床現場で行える」という目的が達成できるわけである．また，その積み重ねが「認知症の人が安心して治療を受け，病気を治すことができる病院になる」というビジョンにつながっていく．

次に，構成メンバーはどのようにして集めるのか？　まずは，どのようなことを行いたいのかを，協力を得たいと思う人に話してみることだ．たどたどしい言葉であっても，話すことで自分の考えも明確になり，また，話し合うことで，目的やビジョン，ミッションをともにつくりあげていくことにつながり，チームとしての結束力も強まっていく．医療における専門職とよばれる人は，ドラッカー（Drucker PF）[8]のいう知識労働者に当てはまる．知識労働者は，組織とは協力するが，組織には依存しない．目的とメンバーの役割が明確であることや，やりがいがチーム存続の鍵になる．

② 継続した活動を行う

目的を共通認識できれば，チームとしての活動は2人からでも可能となる．メンバーは，チームの仕事だけを日々行っているわけではない．院内を横断的に活動するチームメンバーは，

その他にも日々行うべき通常業務をもっている場合が多いため，最初からたくさんの目標を立てると負担が大きくなり，チーム活動の継続が困難になる．チームメンバー個々の余力に合わせ，目標設定のハードルを下げ，できることから行い，達成感を得やすく，また，評価しやすくすることが大切である．

また，院内でのチーム活動を臨床現場で受け入れてもらうためには，「気軽に相談できる」ことや，「臨床現場の苦労をねぎらう」ことが大切である．そのためには，チームの目的の明確さとは裏腹に，曖昧さをもち合わせることも必要になる．たとえば，せん妄対策チームとして活動するなかで，がん末期患者の不眠対応の依頼が来たことがあった．その依頼に対して「これは緩和ケアに依頼してください」と門前払いすることはせず，まずは現場に出向き，患者の不眠の原因が疼痛であることを確認した後，せん妄対策チームから緩和ケアチームに連絡し，つないだ．なぜ依頼を断らずに受けたのかというと，臨床現場のスタッフは，院内にあるさまざまな多職種連携チームの，どのチームに依頼すべきか迷った末に，せん妄対策チームに依頼をしてきているからである．「違うかもしれないが，依頼してみよう」と思える曖昧さがあることで，患者の困りごとへの迅速な対応につながる．「こんなことを依頼して，怒られないかな？」とスタッフが緊張するようでは，チームへの依頼は来ない．依頼方法を簡便にしておき，もし依頼方法を誤ったとしても，拒むことなく快く受けることが大切である．スタッフが依頼方法を誤る背景には，依頼方法が複雑である場合や，他のチームの依頼方法と異なっていてわかりにくい場合もあるため，依頼方法を見直すきっかけにもなる．

以上をまとめると，チーム活動を継続させるポイントは，チーム内で「目的を共有する」こと，「達成目標のハードルをチームの余力に合わせて下げる」こと，曖昧さを残し「気軽にチームに相談できる」雰囲気をつくることである．

チーム力を高めるためにはどのようにすればよいか？　それは，定期的な評価を行うことと，顔を合わせる場を定期的につくることである．議題がない場合でも「月に一度は集まり，顔を合わせる」習慣が，チーム員としての所属感や仲間意識を強めることにつながっていく．こうした繰り返しが，「些細なことかも」と，それまでは口にしなかった個々の思いを話しやすくしていくため，新たな課題の発見や活動の評価修正が行いやすくなる．

チーム活動は，結果がすぐに出ないことや，うまくいかないことも多々ある．チーム活動で迷いが出たとき，チームが目指すビジョンやミッションに立ち返り，焦らず，諦めず，評価ばかりに気をとられることなく，できることからコツコツと続け，いまは遠いと思える目指す先を想像し，「楽しむ」こころを大切にもち続けてほしい．「継続は力なり」「千里の道も一歩から」である．

文　献

Ⅰの文献

1)山田律子：老年看護の展開における考え方.「生活機能からみた老年看護過程＋病態・生活機能関連図」. 山田律子, 他編, 第2版, ppiv-v, 医学書院, 2012.

2)北川公子：疾患別看護過程の展開　認知症. 前掲1), pp60-64.

3)大友英一, 中島紀惠子編：老人看護学. 改訂版, p55, 真興交易医書出版部, 1992.

4)中島紀惠子：老年看護援助の基本と展開技法　老年看護の原理.「系統看護学講座専門20　老年看護学」. 中島紀惠子編, 第6版, p80, 医学書院, 2005.

Ⅱの文献

1)中島紀惠子：社会資源と連携の関係.「認知症高齢者の看護」. 中島紀惠子編, pp159-161, 医歯薬出版, 2007.

Ⅳの文献

1)藤島一郎：摂食・嚥下リハビリテーション　歯科医と医科の連携を目指して. 老年歯学, 15（3）：237-244, 2001.

2)日本消化器病学会関連研究会慢性便秘の診断・治療研究会：慢性便秘診療ガイドライン2017. 南江堂, 2017.

3)和田　健：せん妄の臨床　リアルワールド・プラクティス. p32, 新興医学出版社, 2012.

Ⅴの文献

1)公益社団法人認知症の人と家族の会：(平成23年度　老人保健事業推進費等補助金　老人保健健康増進等事業) 認知症の介護家族が求める家族支援のあり方研究事業報告書　介護家族の立場から見た家族支援のあり方に関するアンケート. 2012.

2)四垂美保：第4章1～2.「高齢者のエンドオブライフ・ケア実践ガイドブック　死を見据えたケア管理技術」. 桑田美代子, 湯浅美千代編, pp80-82, 中央法規出版, 2016.

3)清水哲郎, 会田薫子：高齢者ケアと人工栄養を考える　本人・家族のための意思決定プロセスノート. pp5-19, 医学と看護社, 2013.

4)日本緩和医療学会：ELNEC-J コアカリキュラム指導者用ガイド2018　モジュール8　臨死期のケア. 2018.

Ⅵの文献

1)永田久美子：痴呆のある高齢の人々の自己決定を支える看護. 老年看護学, 2（1）：17-24, 1997.

2)岩鶴早苗：認知症者の意思決定の可能性と限界.「認知症ケアのエビデンス　QOLを支える看護ケア」. 勝野とわ子編, EBナーシング, 8（2）：150-155, 2008.

3)厚生労働省：チーム医療の推進について　チーム医療の推進に関する検討会報告書. p2, 2010.

4)福榮みか：臨床心理士の役割.「うつ・せん妄・認知症の人へのアプローチ　3Dサポートチームの事例にみる」. 横浜市立みなと赤十字病院3Dサポートチーム編, pp24-25, サイオ出版, 2015.

5)赤沢雪路：多職種チームのメリット. 前掲4), p20.

6)中島紀惠子：チームケアを進めよう.「認知症高齢者の看護」. 中島紀惠子編, pp162-165, 医歯薬出版, 2007.

7)赤井信太郎：急性期病院における認知症高齢者の看護. 病院, 75（9）：696-699, 2016.

8)Drucker PF 著／上田惇生編訳：プロフェッショナルの条件　いかに成果をあげ, 成長するか. ダイヤモンド社, 2000.

索　引

数字・欧文　3D サポートチーム　170
　　AAMI（age-associated memory impairment）　20
　　BPSD（behavioral and psychological symptoms of dementia）　13, 20, 28, 36, 52
　　BPSD 発症時のアセスメント　52
　　Carer's care　15
　　MCI（mild cognitive impairment）　3
　　NMDA 受容体拮抗薬　11
　　RCS（regimen comprehension scale）　137

あ　アセスメント　22, 48
　　アドボカシー　26
　　アルツハイマー型認知症　4
　　アルツハイマー病　7
い　インフォームドコンセント　169
　　意思決定　27, 29, 168
　　意思決定支援　169
　　意思表出　25

か　ガランタミン臭化水素酸塩　11
　　──へのケア　15
　　加齢関連性記憶障害　20
　　家族　150
　　──の苦悩　150
　　家族支援　155, 157, 160
　　介護　150
　　介護者　150
　　看護計画　22
　　換語困難　4
　　環境　48, 50
　　環境要因　20
き　記憶障害　3, 38
　　近時記憶障害　4
く　苦痛　28
け　軽度認知機能障害　3
　　血管性認知症　5
　　見当識障害　38
　　権利擁護　27

　　幻視　5
こ　コミュニケーション　23, 29
　　コリンエステラーゼ阻害薬　11
　　抗認知症薬　11
　　混乱　28

さ　最善の利益　30
し　視空間認知障害　4
　　失行　38
　　失認　38
　　実行機能障害　38
　　身体拘束　50
　　身体拘束例外 3 原則　51
　　新オレンジプラン　150
　　終末期　25
　　情報収集　22, 168
せ　せん妄　17, 20
　　──の鑑別　17
　　──の危険因子　127, 129
　　生活行動　21
　　生活行動モデル　21
　　生活障害　38
　　精神運動遅延　5
　　前頭側頭型認知症　6
　　前頭側頭葉変性症　8

た　多職種連携　168
　　退院時のアセスメント　56
　　代弁者　27
ち　チームづくり　174
　　知能　6
　　中核症状　36, 38
と　ドネペジル塩酸塩　11

に　日常生活　23
　　認知　6
　　認知機能障害　4, 6, 9
　　認知症　2
　　──の経過　19
　　──の行動・心理症状　13, 20, 28, 36, 52

	——の治療	10
	——の有病率	3
	認知症施策推進総合戦略	150
	入院	20
	入院時のアセスメント	49
の	脳血管障害	5, 7
は	パターナリズム	27
ひ	ビジョン	174
	非薬物療法	10, 11, 15
ふ	不安	28
	服薬指導チェックシート	141
	服薬理解能力スケール	137
へ	偏見	31
ほ	本人の困りごと	36
	本人会議	36
ま	まだら認知症	5
み	ミッション	174
め	メマンチン塩酸塩	11
も	もの忘れ	3
	妄想	14
や	薬物療法	10, 11, 15
よ	余命	4
	抑うつ	14
り	リバスチグミン	11
	倫理的問題	25
れ	レビー小体型認知症	5
	レビー小体病	8
	連携	168, 172
ろ	老年看護	25
	老年症候群	20

179

ナーシング・プロフェッション・シリーズ　認知症看護
認知症の人の「困りごと」に寄り添い,
尊厳あるケアを目指して　　　　　ISBN 978-4-263-23791-5

2019年3月25日　第1版第1刷発行

編集	石　川　容　子
	上　野　優　美
	梅　原　里　実
	四　垂　美　保
	島　橋　　　誠
発行者	白　石　泰　夫

発行所　医歯薬出版株式会社

〒113-8612　東京都文京区本駒込1-7-10
TEL.(03)5395-7618(編集)・7616(販売)
FAX.(03)5395-7609(編集)・8563(販売)
https://www.ishiyaku.co.jp/
郵便振替番号　00190-5-13816

乱丁, 落丁の際はお取り替えいたします　　印刷・壮光舎印刷／製本・皆川製本所
　　　　　© Ishiyaku Publishers, Inc., 2019. Printed in Japan

本書の複製権・翻訳権・翻案権・上映権・譲渡権・貸与権・公衆送信権(送信可能化権を含む)・口述権は, 医歯薬出版(株)が保有します.
本書を無断で複製する行為(コピー, スキャン, デジタルデータ化など)は,「私的使用のための複製」などの著作権法上の限られた例外を除き禁じられています. また私的使用に該当する場合であっても, 請負業者等の第三者に依頼し上記の行為を行うことは違法となります.

[JCOPY]＜出版者著作権管理機構　委託出版物＞
本書をコピーやスキャン等により複製される場合は, そのつど事前に出版者著作権管理機構(電話03-5244-5088, FAX 03-5244-5089, e-mail : info@jcopy.or.jp)の許諾を得てください.